えんぴつで

脳を鍛えるなぞりがき

【懐かしの名作文学】

監修

齋藤 孝

宝島社

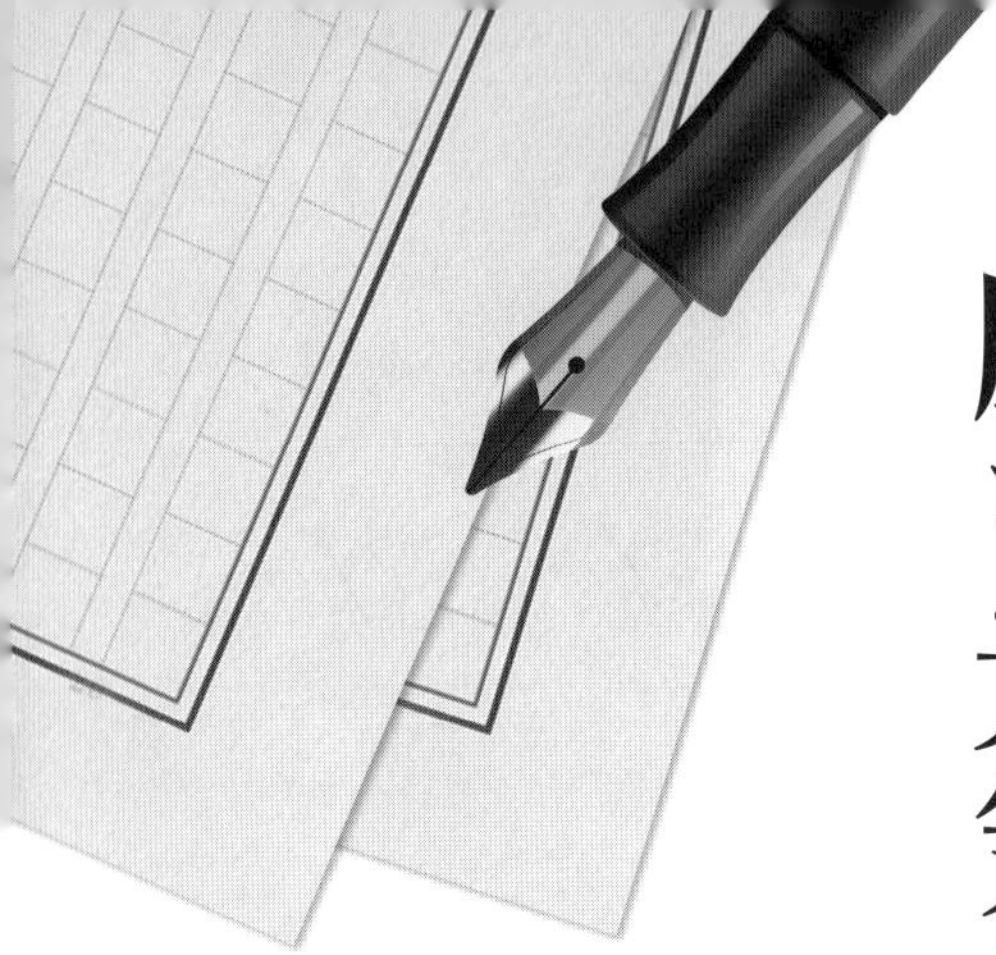

はじめに

文字をなぞり、心を休め、脳を元気に

なぞりがきの効用は大きく分けて3つあると考えています。

ひとつは、実際に書いてみることで、字の持つ力を手で認識し、表現されている文学の意図を感じとることができるということです。黙読していると見過ごしてしまうことも、手で書くと気づくものなのです。「こんな字を使っていたのか」「作者はこういう表現をあえてしていたのか」といったことをあらためて知り、作品の世界観に今まで以上に感応することができるのです。

なぞりがきとは、明治や大正を生きた日本語の達人たちが歩いた道を、令和の皆さんが後からたどって踏みしめてみるという行為でもあります。実際、当時はパソコンなどありませんでしたので、彼らは原稿を一字一字、手で書いたわけです。それと同じ行為をしてみるということは、当時の文豪の心象に自分の心を重ね合わせることでもあります。

2つ目は、なぞりがきをすると、無条件に気持ちが落ち着くということがあります。文字を書くという行為は、人の心を静かに、安らかな心持ちにさせてくれるものです。

鎌倉に長谷寺という有名なお寺がありますが、そこでは般若心経の写経や、仏様の絵をなぞる写仏の体験会を定期的に開いていて、老若男女を問わず人気を集めているようです。特に写仏は、細部まで丁寧に描くと3時間くらいかかることもあるといいます。

写経や写仏を経験したことがある方はおわかりと思いますが、「書く」

齋藤 孝（さいとう たかし）

1960年静岡県生まれ。東京大学法学部卒業後、同大大学院教育学研究科博士課程等を経て、明治大学文学部教授。専門は教育学、身体論、コミュニケーション論。ベストセラー著者、文化人として多くのメディアに登場。『声に出して読みたい日本語』（草思社）はシリーズ累計260万部、『雑談力が上がる話し方』（ダイヤモンド社）は50万部、『語彙力こそが教養である』（KADOKAWA）は18万部、『大人の語彙力ノート』（SBクリエイティブ）は30万部を突破するベストセラーに。著書発行部数は1000万部を超える。NHK Eテレ『にほんごであそぼ』総合指導。

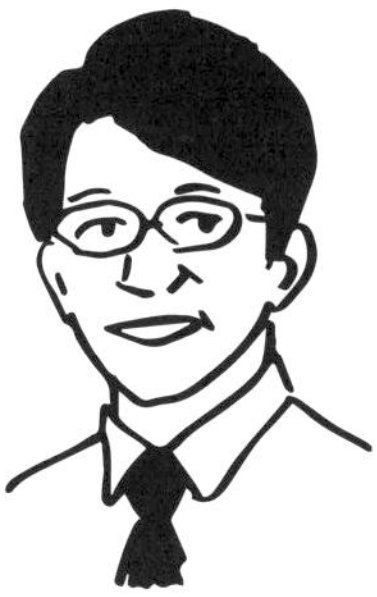

という作業は、急いでやろうとすると、とてもじれったい行為です。キーボードをブラインドタッチで打つような感覚で書こうとすると、手がスピードに追いつかず、最初のうちはちょっとイライラしてしまうかもしれません。わたしたち現代人は普段、思った以上に慌てたり、焦ったりして生きているのでしょう。なぞりがきは、そうしたせわしない日常から、心を解放するという意味もあるのです。

３つ目は、脳への効果です。認知症治療の第一人者として知られる東北大学の川島隆太教授によると、認知症の改善や防止策として、写経が大きな役割を果たすことがわかったそうです。

東北地方のある施設の高齢者延べ１０００人を対象に、ボードゲーム、あやとり、貼り絵など、１００種類を超える作業の実験を行った結果、写経をした人の脳の前頭前野が、高いレベルで活性化されていたことがわかりました。

前頭前野とは、創造性や意欲、他人とのコミュニケーションを司《つかさど》る部分で、ヒトのように進化した動物ほど発達している脳の最高中枢機関です。文字をなぞることで、わたしたちの脳は元気になるということなのです。

まずは、１日１作品でもけっこうですので、今日から早速、なぞりがきをはじめてみたらいかがでしょう。皆さんの毎日の暮らしの中で、なぞりがきが大切な時間になることを願っています。

目次

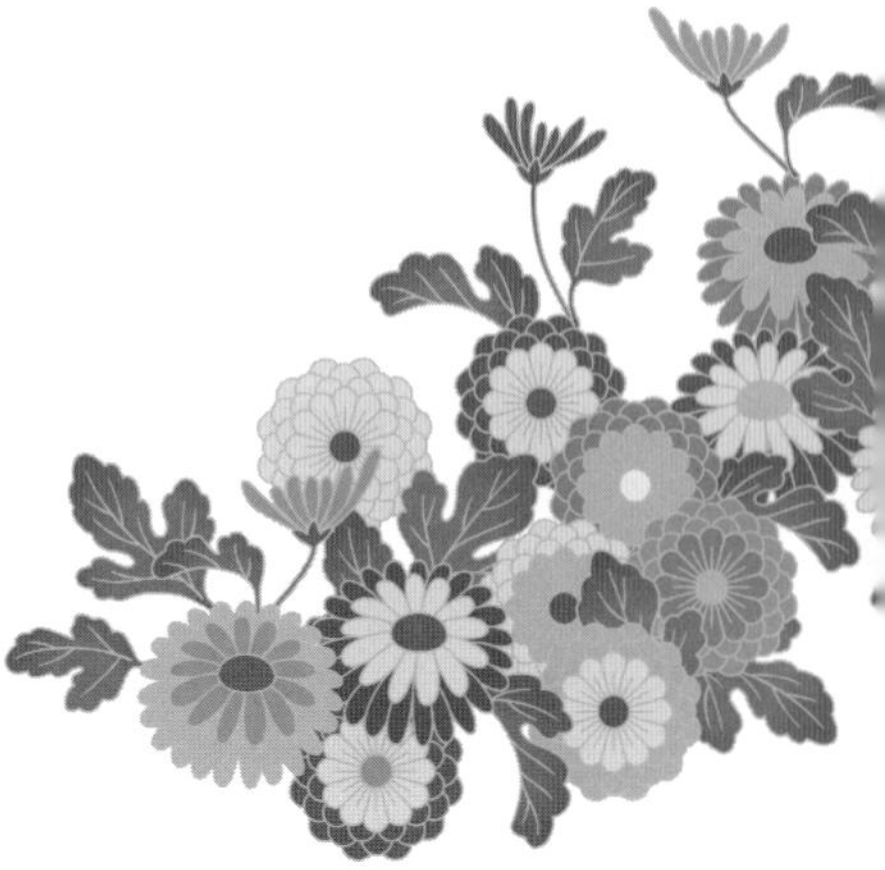

えんぴつがきで「脳」を鍛えよう

手書きで文字を書くと脳の働きが高まる

人生１００年時代といわれる今日、体の健康を気にすることはもちろんのこと、体と同じようにいつまでも若い「脳」を保ちたいと思うのは当然のことでしょう。近年では、算数ドリルのような簡単な問題を解いたり、手書きで文字を書くこと自体が脳の働きを高めるといわれています。これまで一般に脳の成長はある一定の年齢を境に、どんどん衰えていくものと考えられてきましたが、最近はむしろ鍛えることでその機能も向上するということがわかってきました。

日本語の美しさを味わいなぞりがき・音読をしましょう

パソコンやモバイル端末などの普及によって、手紙を書くよりもメールで済ますことが圧倒的に多くなり、文字を書く機会が少なくなっています。そこで、あえて手になじむ「えんぴつ」で文字を書くことで、日本語・文字の美しさを感じながら脳を活性化できるならば、こんなにうれしいことはないでしょう。本書では、「懐かしの名作文学」と銘打って、誰もが一度は読んだことがある、日本文学の名作を集めました。日本語の名文を題材に、その美しさを味わいつつ、なぞりがきをすることで、脳を鍛えることにもつながります。また、掲載した文章にはルビを振り、音読しやすいように心がけました。ぜひ、懐かしい名作文学を、懐かしい肌触りの「えんぴつ」を使ってなぞりがきし、その味わいを楽しんでいただけたらと思います。

日本語を味わう!!

実際にえんぴつで書いてみることで、日本語の文字の持つ力を認識し、表現されている意味を感じることができます。黙読していると見過ごすようなことも、手で実際に書いてみると気づくことができます。

心をリラックス

写経など、文字を書くという行為は、人の心を静かに、安らかにさせてくれます。ゆっくりとなぞりがきをすることで、普段、せわしなく生きている日常から精神を解放し、リラックスする効果が期待できます。

認知症予防にも！

手書きで文字を書くことで脳全体が活性化するといわれています。認知症の改善や予防に「写経」が効果的であるという報告もあり、えんぴつで丁寧になぞりがきすることはそれに通じているといえるでしょう。

なぞりがきがもたらす効果

さらに!! 音読をすることでも脳力はアップします

文章などを声に出して読む「音読」も、脳を鍛えて活性化するには効果的です。どんな文章でも声に出して読めば一定の効果はあるようですが、本書で紹介している名作文学を音読するときは、登場人物や作者の感情を慮りながら、気持ちを込めて読むとよいでしょう。

ときには作中の人物になったつもりで「演じて」みるのも、音読の楽しみのひとつです。文学のよいところは登場人物や作者に感情移入ができる点です。音読の際はその点を意識すると、より脳の活性化につながるでしょう。

本書の使い方

本書では、誰しもが一度は読んだことがある日本文学の懐かしの名作から、名文を抜粋し、あらすじと私（齋藤孝）の解説を掲載しました。

1日1作品でかまいません。

毎日続けることをおすすめします。

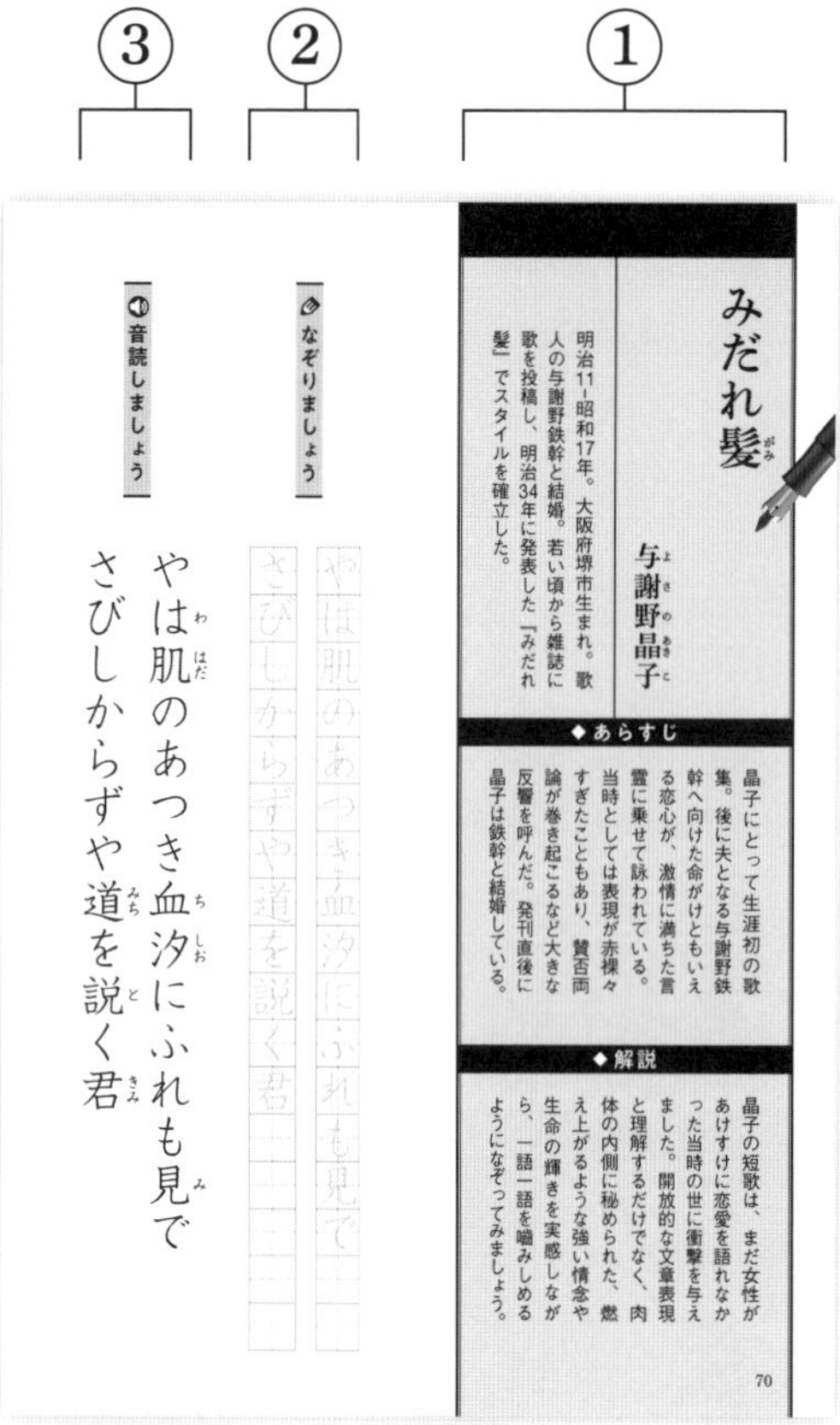

①

名作文学の著者紹介、あらすじ、解説

それぞれの作品の著者の簡単なプロフィール、あらすじ、そして私（齋藤孝）の解説です。掲載した名文がどんな文脈で書かれているのか、またなぞりがきをする際のポイントなどを紹介していますので、参考にしてください。

②

なぞりがき

うすく書かれた文字の上を、丁寧に、はみ出さないように、気をつけて書いてみましょう。

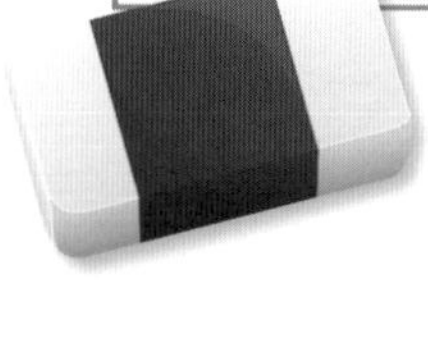

①

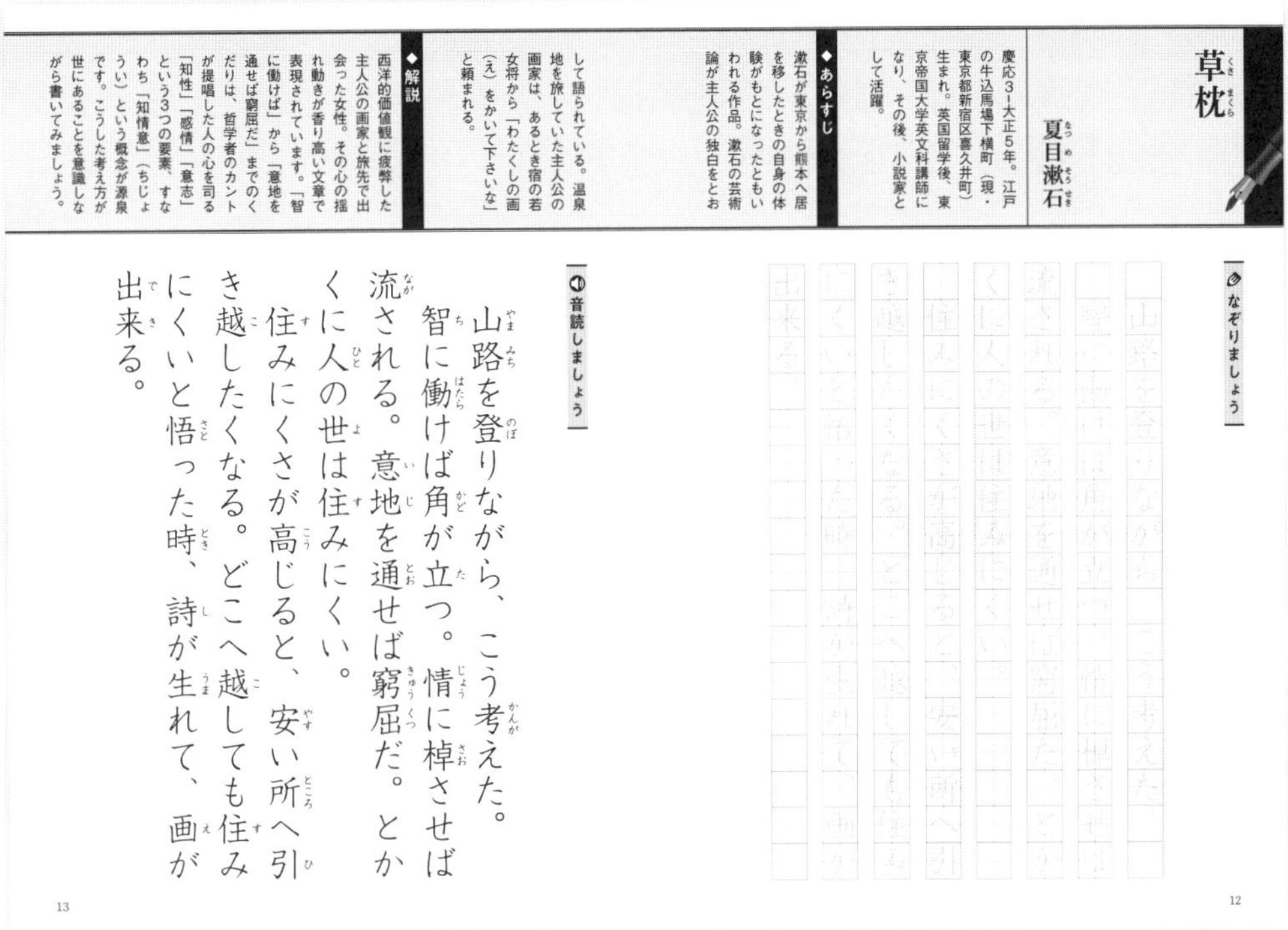
草枕《くさまくら》

夏目漱石《なつめそうせき》

慶応3－大正5年。江戸の牛込馬場下横町（現・東京都新宿区喜久井町）生まれ。英国留学後、東京帝国大学英文科講師になり、その後、小説家として活躍。

◆あらすじ

漱石が東京から熊本へ居を移したときの自身の体験がもとになったともいわれる作品。漱石の芸術論が主人公の独白をとおして語られている。温泉地を旅していた主人公の画家は、あるとき宿の若女将から「わたくしの画（え）をかいて下さいな」と頼まれる。

◆解説

西洋的価値観に疲弊した主人公の画家と旅先で出会った女性。その心の揺れ動きが香り高い文章で表現されています。「智に働けば」から「意地を通せば窮屈だ」までのくだりは、哲学者のカントが提唱した人の心を司る「知性」「感情」「意志」という3つの要素、すなわち「知情意」（ちじょうい）という概念が源泉です。こうした考え方が世にあることを意識しながら書いてみましょう。

なぞりましょう

12

音読しましょう

山路《やまみち》を登《のぼ》りながら、こう考《かんが》えた。

智《ち》に働《はたら》けば角《かど》が立《た》つ。情《じょう》に棹《さお》させば流《なが》される。意地《いじ》を通《とお》せば窮屈《きゅうくつ》だ。とかくに人《ひと》の世《よ》は住《す》みにくい。

住《す》みにくさが高《こう》じると、安《やす》い所《ところ》へ引《ひ》き越《こ》したくなる。どこへ越《こ》しても住《す》みにくいと悟《さと》った時《とき》、詩《し》が生《うま》れて、画《え》が出来《でき》る。

13

③　②

③ 声に出して読む

各作品の登場人物たちの思いや情景を思い浮かべながら音読しましょう。それぞれの作品には独特なリズムや日本語の音の美しさがあります。書くだけでなく、実際に音読してみて、名作文学の音を楽しんでください。

- 名作文学の引用は、巻末の参考文献を主な底本とし、漢字の振り仮名は、底本のものを現代仮名遣いに改め、そのほかの漢字には文脈により適当と考えられる振り仮名を付しました。
- なぞりがき・音読しやすいように底本の漢字を旧字体から新字体に改めた箇所があります。
- そのほか、旧仮名遣いを現代仮名遣いに改め、字下げをし、符号を省いたり、文末の符号を補ったりするなど、表記を改めた箇所があります。
- 現代の観点では、差別的な表現・語句が使われている場合もありますが、底本の独自性・文化性を踏まえて、そのまま収録しました。

吾輩《わがはい》は猫《ねこ》である

夏目漱石《なつめそうせき》

慶応3-大正5年。江戸の牛込馬場下横町（現・東京都新宿区喜久井町）生まれ。英国留学後、東京帝国大学英文科講師になり、その後、小説家として活躍。

◆あらすじ

自分のことを「吾輩」と呼ぶ一匹の猫が主人公。生まれてすぐに捨てられるも、やがて中学校の英語教師、珍野苦沙弥（ち

なぞりましょう

吾輩は猫である。名前はまだ無い。どこで生れたかとんと見当がつかぬ。何でも薄暗いじめじめした所でニャーニャー泣いていた事だけは記憶している。吾輩はここで始めて人間というものを見た。しかもあとで聞くとそれは書生という人間中で一番獰悪な種族であったそうだ。この書生というのは時々我々を捕えて煮て食うという話である。

んのくしゃみ）の家に飼われることになる。珍野一家やその友人たちが巻き起こす人間模様が、猫の視点をとおして一人称で語られていく。

◆解説

漱石の文章の特徴は、非常に完成度が高いという点にあります。そうした文章を文字としてなぞるということは、その行為自体が近代の日本文学を身につけるということでもあるわけです。また、落語好きで知られた漱石の文体はテンポも秀逸。そのあたりも楽しみつつ文字にしてみましょう。「獰悪」のような現代ではほとんど使われない言葉を書いてみるのも楽しみの一つです。

音読しましょう

吾輩《わがはい》は猫《ねこ》である。名前《なまえ》はまだ無《な》い。どこで生《うま》れたかとんと見当《けんとう》がつかぬ。何《なん》でも薄暗《うすぐら》いじめじめした所《ところ》でニャーニャー泣《な》いていた事《こと》だけは記憶《きおく》している。吾輩《わがはい》はここで始《はじ》めて人間《にんげん》というものを見《み》た。しかもあとで聞《き》くとそれは書生《しょせい》という人間中《にんげんじゅう》で一番《いちばん》獰悪《どうあく》な種族《しゅぞく》であったそうだ。この書生《しょせい》というのは時《とき》々《どき》我々《われわれ》を捕《つかま》えて煮《に》て食《く》うという話《はなし》である。

草《くさ》枕《まくら》

夏目《なつめ》漱石《そうせき》

慶応3-大正5年。江戸の牛込馬場下横町（現・東京都新宿区喜久井町）生まれ。英国留学後、東京帝国大学英文科講師になり、その後、小説家として活躍。

◆あらすじ

漱石が東京から熊本へ居を移したときの自身の体験がもとになったともいわれる作品。漱石の芸術論が主人公の独白をとお

なぞりましょう

山路を登りながら、こう考えた。
智に働けば角が立つ。情に棹させば
流される。意地を通せば窮屈だ。とか
くに人の世は住みにくい。
住みにくさが高じると、安い所へ引
き越したくなる。どこへ越しても住み
にくいと悟った時、詩が生れて、画が
出来る。

して語られている。温泉地を旅していた主人公の画家は、あるとき宿の若女将から「わたくしの画（え）をかいて下さいな」と頼まれる。

◆解説

西洋的価値観に疲弊した主人公の画家と旅先で出会った女性。その心の揺れ動きが香り高い文章で表現されています。「智に働けば」から「意地を通せば窮屈だ」までのくだりは、哲学者のカントが提唱した人の心を司る「知性」「感情」「意志」という3つの要素、すなわち「知情意」（ちじょうい）という概念が源泉です。こうした考え方が世にあることを意識しながら書いてみましょう。

音読しましょう

山路《やまみち》を登《のぼ》りながら、こう考《かんが》えた。智《ち》に働《はたら》けば角《かど》が立《た》つ。情《じょう》に棹《さお》させば流《なが》される。意地《いじ》を通《とお》せば窮屈《きゅうくつ》だ。とかくに人《ひと》の世《よ》は住《す》みにくい。住《す》みにくさが高《こう》じると、安《やす》い所《ところ》へ引《ひ》き越《こ》したくなる。どこへ越《こ》しても住《す》みにくいと悟《さと》った時《とき》、詩《し》が生《う》まれて、画《え》が出来《でき》る。

夢《ゆめ》十《じゅう》夜《や》

夏《なつ》目《め》漱《そう》石《せき》

慶応3-大正5年。江戸の牛込馬場下横町（現・東京都新宿区喜久井町）生まれ。英国留学後、東京帝国大学英文科講師になり、その後、小説家として活躍。

◆あらすじ

仰向けで寝ている女の枕もとで、腕組みをして座っている主人公の男。女は、自分の死後は墓に埋めて百年待っていてほし

なぞりましょう

こんな夢を見た。

　腕組をして枕元に坐っていると、仰向に寝た女が、静かな声でもう死にますと云う。女は長い髪を枕に敷いて、輪廓の柔らかな瓜実顔をその中に横たえている。真白な頬の底に温かい血の色がほどよく差して、唇の色は無論赤い。とうてい死にそうには見えない。しかし女は静かな声で、もう死にますと判然云った。

いと頼むと息絶える。約束どおりに墓の横で待ち続ける男の眼前に一輪の百合が伸びる。そのとき、男は既に百年の時が過ぎていたことに気づく。

◆解説

タイトルのとおり、「こんな夢を見た」からはじまる幻想的な10のお話。あくまで夢の中のお話で、現実の世界とは違います。文字としてなぞる際にも、夢の中にいるような心持ちになってみてはいかがでしょう。「うりざね顔」という言葉を「瓜実顔」と表記するのもどこか新鮮ですし、「はっきり」を「判然」と漢字で表している点も、現代の感覚からは味わい深いものがあります。

音読しましょう

こんな夢《ゆめ》を見《み》た。
腕組《うでぐみ》をして枕元《まくらもと》に坐《すわ》っていると、仰《あお》向《むき》に寝《ね》た女《おんな》が、静《しず》かな声《こえ》でもう死《し》にますと云《い》う。女《おんな》は長《なが》い髪《かみ》を枕《まくら》に敷《し》いて、輪《りん》廓《かく》の柔《やわ》らかな瓜《うり》実《ざね》顔《がお》をその中《なか》に横《よこ》たえている。真《まっ》白《しろ》な頬《ほお》の底《そこ》に温《あたた》かい血《ち》の色《いろ》がほどよく差《さ》して、唇《くちびる》の色《いろ》は無《む》論《ろん》赤《あか》い。とうてい死《し》にそうには見《み》えない。しかし女《おんな》は静《しず》かな声《こえ》で、もう死《し》にますと判然《はっきり》云《い》った。

高瀬舟《たかせぶね》

森鷗外《もりおうがい》

文久2-大正11年。島根県津和野町生まれ。東大医学部卒業後、陸軍軍医としてドイツで過ごす。帰国後『舞姫』などの作品を発表。晩年は帝室博物館総長などを歴任。

◆あらすじ

弟殺しで捕まった喜助は、流刑を申し渡されて高瀬舟で護送されることになった。護送役の同心・庄兵衛は、罪人であ

なぞりましょう

庄兵衛は心の内に思った。これまでこの高瀬舟の宰領をしたことは幾度だか知れない。しかし載せて行く罪人は、いつも殆ど同じように、目も当てられぬ気の毒な様子をしていた。それにこの男はどうしたのだろう。遊山船にでも乗ったような顔をしている。罪は弟を殺したのだそうだが、よしやその弟が悪い奴で、それをどんな行掛りになって殺したにせよ、人の情として好い心持はせぬはずである。

るはずの喜助の楽しげな表情が不思議でたまらない。そのような罪人はいまだかつて見たことがなかった。庄兵衛は思い切って喜助に理由を尋ねる。

◆解説

作者は元陸軍軍医で大変な教養人として知られた文豪・森鷗外。テーマは「安楽死」です。この奥深い問題をこの時代に小説化していた事実に驚きを隠せません。弟殺しの罪で捕まった喜助が、同心の庄兵衛によって舟で遠島へ護送されるその道中が舞台です。罪人なのに「楽しそう」に見える喜助の表情、それを訝る庄兵衛の心情。そうした心の内を思いつつ文字にしてみましょう。

音読しましょう

庄兵衛《しょうべえ》は心《こころ》の内《うち》に思《おも》った。これまでこの高瀬舟《たかせぶね》の宰領《さいりょう》をしたことは幾度《いくたび》だか知《し》れない。しかし載《の》せて行《い》く罪人《ざいにん》は、いつも殆《ほとん》ど同《おな》じように、目《め》も当《あ》てられぬ気《き》の毒《どく》な様子《ようす》をしていた。それにこの男《おとこ》はどうしたのだろう。遊山船《ゆさんぶね》にでも乗《の》ったような顔《かお》をしている。罪《つみ》は弟《おとうと》を殺《ころ》したのだそうだが、よしやその弟《おとうと》が悪《わる》い奴《やつ》で、それをどんな行掛《ゆきがか》りになって殺《ころ》したにせよ、人《ひと》の情《じょう》として好《い》い心持《こころもち》はせぬはずである。

トロッコ

芥川龍之介《あくたがわりゅうのすけ》

明治25-昭和2年。東京市京橋区（東京都中央区）入船町生まれ。東京帝大在学中に菊池寛らと雑誌「新思潮」を刊行。小説『鼻』が夏目漱石に絶賛される。

◆ あらすじ

湯河原出身の文筆家、力石平三の回想手記を、芥川が短編小説にまとめたとされる作品。主人公の少年・良平は、鉄道工事

なぞりましょう

蜜柑畑の間を登りつめると、急に線路は下りになった。縞のシャツを着ている男は、良平に「やい、乗れ」といった。良平は直に飛び乗った。トロッコは三人が乗り移ると同時に、蜜柑畑の匂を煽りながら、ひた辷りに線路を走り出した。「押すよりも乗る方がずっと好い。」――良平は羽織に風を孕ませながら、当り前の事を考えた。

現場で見かけたトロッコに心をひかれる。作業員の後をついてトロッコを一緒に押しているうちに、ついに下り坂で乗せてもらうことに成功する。

◆解説

いつの時代も子どもの遊びに勇気や冒険心は不可欠です。「やい、乗れ」と言われてトロッコに飛び乗った主人公の良平は、はたしてどんな気持ちだったでしょう。かつて誰もが心に描いたそんなドキドキ感を感じながら、滑りだすような疾走感、風を切る勢いなどを想像しつつ、文字をなぞってみると楽しいでしょう。「蜜柑畑」や「ひた辷り」のような珍しい表現も新鮮です。

音読しましょう

蜜《み》柑《かん》畑《ばたけ》の間《あいだ》を登《のぼ》りつめると、急《きゅう》に線《せん》路《ろ》は下《くだ》りになった。縞《しま》のシャツを着《き》ている男《おとこ》は、良平《りょうへい》に「やい、乗《の》れ」といった。良平《りょうへい》は直《すぐ》に飛《と》び乗《の》った。トロッコは三人《さんにん》が乗《の》り移《うつ》ると同時《どうじ》に、蜜《み》柑《かん》畑《ばたけ》の匂《におい》を煽《あお》りながら、ひた辷《すべ》りに線《せん》路《ろ》を走《はし》り出《だ》した。「押《お》すよりも乗《の》る方《ほう》がずっと好《い》い。」――良平《りょうへい》は羽織《はおり》に風《かぜ》を孕《はら》ませながら、当《あた》り前《まえ》の事《こと》を考《かんが》えた。

蜘蛛《くも》の糸《いと》

芥川龍之介《あくたがわりゅうのすけ》

明治25-昭和2年。東京市京橋区（東京都中央区）入船町生まれ。東京帝大在学中に菊池寛らと雑誌「新思潮」を刊行。小説『鼻』が夏目漱石に絶賛される。

◆あらすじ

極楽を散歩していたお釈迦様は、見下ろした地獄の底にカンダタという男を見つける。生前に放火や殺人を繰り返した大悪

なぞりましょう

或日の事でございます。御釈迦様は極楽の蓮池のふちを、独りでぶらぶら御歩きになっていらっしゃいました。池の中に咲いている蓮の花は、みんな玉のようにまっ白で、そのまん中にある金色の蕊からは、何ともいえない好い匂が、絶間なくあたりへ溢れております。極楽は丁度朝なのでございましょう。

党だが、実は一度だけ蜘蛛を助けるという善行をしたことがあった。お釈迦様は男を救うべく、蜘蛛の糸を地獄へ降ろしてあげることにした。

◆解説

美しい極楽の世界観が芥川の格調高い文章で雅びやかに描かれています。極楽が見事に描かれているからこそ、読者は地獄の恐ろしさをリアルに想像できるのです。日常あまり目にする機会がない「蕊」という文字ですが、書いてみると雄しべや雌しべの映像が鮮明に浮かんできます。さらに「金色の」という美しい形容詞を加えることで、花の香りまで漂ってきそうな心持ちになります。

音読しましょう

或《ある》日《ひ》の事《こと》でございます。御《お》釈迦様《しゃかさま》は極楽《ごくらく》の蓮《はす》池《いけ》のふちを、独《ひと》りでぶらぶら御《お》歩《ある》きになっていらっしゃいました。池《いけ》の中《なか》に咲《さ》いている蓮《はす》の花《はな》は、みんな玉《たま》のようにまっ白《しろ》で、そのまん中《なか》にある金《きん》色《いろ》の蕊《ずい》からは、何《なん》ともいえない好《よ》い匂《におい》が、絶間《たえま》なくあたりへ溢《あふ》れております。極楽《ごくらく》は丁度《ちょうど》朝《あさ》なのでございましょう。

侏儒《しゅじゅ》の言葉《ことば》

芥川龍之介《あくたがわりゅうのすけ》

明治25-昭和2年。東京市京橋区（東京都中央区）入船町生まれ。東京帝大在学中に菊池寛らと雑誌「新思潮」を刊行。小説『鼻』が夏目漱石に絶賛される。

◆あらすじ

芥川が死の直前まで書き続けた箴言集（しんげんしゅう）。テーマ別に短文形式でまとめられている。ただし、芥川本人は

なぞりましょう

わたしは古い酒を愛するように、古い快楽説を愛するものである。我我の行為を決するものは善でもなければ悪でもない。ただ我我の好悪である。あるいは我我の快不快である。そうとしかわたしには考えられない。

『侏儒の言葉』は必ずしもわたしの思想を伝えるものではない。ただわたしの思想の変化を時々窺わせるのに過ぎぬものである」と冒頭で述べている。

◆解説

奥深く難解なテーマを簡潔に言い切る文体を「アフォリズム」といいますが、芥川も短い言葉で一刀両断に真髄を突き、真理を浮かび上がらせるのが得意な人でした。この『侏儒の言葉』はその代表ともいえる作品です。「快楽」「好悪」「快不快」なども、文字にして目で見て意味を実感するとき、漢字の持つ力強さと、その素晴らしい文化に出会えた幸せを再認識させられます。

音読しましょう

わたしは古《ふる》い酒《さけ》を愛《あい》するように、古《ふる》い快楽説《かいらくせつ》を愛《あい》するものである。我我《われわれ》の行為《こうい》を決《けっ》するものは善《ぜん》でもなければ悪《あく》でもない。ただ我我《われわれ》の好悪《こうお》である。あるいは我我《われわれ》の快不《かいふ》快《かい》である。そうとしかわたしには考《かんが》えられない。

小《ちい》さき者《もの》へ

有島武郎《ありしまたけお》

明治11-大正12年。東京小石川生まれ。武者小路実篤、志賀直哉らと雑誌「白樺」を刊行。『カインの末裔』『或る女』などを発表。愛人の女性記者と軽井沢の別荘で心中した。

◆あらすじ

妻の安子を肺結核で失った有島が、母の死で悲しみの底にいる3人の実子を励ますために書いたとされる小説。主人公の

なぞりましょう

小さき者よ。不幸なそして同時に幸福なお前たちの父と母との祝福を胸にしめて人の世の旅に登れ。前途は遠い。そして暗い。しかし恐れてはならぬ。恐れない者の前に道は開ける。行け。勇んで。小さき者よ。

「私」は有島本人がモデル。猛吹雪の日に産婆による出産に立ち会った日の思い出などが、主人公の手記をとおして子どもたちに語られていく。

◆解説

自分の子どもたちへ向けた応援歌のような言葉が続きます。そこからは、子どもたちに勇気を持って生きてほしいという、有島の父としての心情が伝わってきます。「行け。勇んで。小さき者よ。」の箇所は、臍下丹田（せいかたんでん）から勇気が湧き起こるような心持ちをイメージして文字にしてみてください。なぞりがきは、作品の本質を強く意識しながら文字にすることが大事です。

音読しましょう

小《ちい》さき者《もの》よ。不幸《ふこう》なそして同時《どうじ》
に幸福《こうふく》なお前《まえ》たちの父《ちち》と母《はは》との祝《しゅく》
福《ふく》を胸《むね》にしめて人《ひと》の世《よ》の旅《たび》に登《のぼ》れ。
前途《ぜんと》は遠《とお》い。そして暗《くら》い。しかし
恐《おそ》れてはならぬ。恐《おそ》れない者《もの》の前《まえ》
に道《みち》は開《ひら》ける。
行《ゆ》け。勇《いさ》んで。小《ちい》さき者《もの》よ。

生《う》まれ出《い》ずる悩《なや》み

有島《ありしま》武郎《たけお》

明治11-大正12年。東京小石川生まれ。武者小路実篤、志賀直哉らと雑誌「白樺」を刊行。『カインの末裔』『或る女』などを発表。愛人の女性記者と軽井沢の別荘で心中した。

◆あらすじ

作家の「私」の仕事場を訪ねてきては絵の批評を求めた画家志望の青年。才能を持ちながら、家庭の事情でやむなく郷里に

なぞりましょう

君よ！　今は東京の冬も過ぎて、梅が咲き椿が咲くようになった。太陽の生み出す慈愛の光を、地面は胸を張り拡げて吸い込んでいる。春が来るのだ。

君よ春が来るのだ。冬の後には春が来るのだ。君の上にも確かに、正しく、力強く、永久の春が微笑めよかし……僕はただそう心から祈る。

戻り、漁師として働くことになる。10年後、「私」と青年は再会。青年は漁師としての日々を送りながらも、絵に対する情熱を失っていなかった。

◆解説

『小さき者へ』と同様に、こちらも有島による応援歌のような意味を持つ作品です。読んだり書いたりすることで、きっと勇気が湧いてくるでしょう。「君よ！」の呼びかけは、心の中でその言葉を叫んでみたり、実際に声に出したりしてもいいかもしれません。「太陽の生み出す慈愛の光」などの壮大な表現の部分も、その光景を思い描きながらなぞってみましょう。

音読しましょう

君《きみ》よ！　今《いま》は東京《とうきょう》の冬《ふゆ》も過《す》ぎて、梅《うめ》が咲《さ》き椿《つばき》が咲《さ》くようになった。太陽《たいよう》の生《う》み出《だ》す慈愛《じあい》の光《ひかり》を、地面《じめん》は胸《むね》を張《は》り拡《ひろ》げて吸《す》い込《こ》んでいる。春《はる》が来《く》るのだ。君《きみ》よ春《はる》が来《く》るのだ。冬《ふゆ》の後《あと》には春《はる》が来《く》るのだ。君《きみ》の上《うえ》にも確《たし》かに、正《ただ》しく、力強《ちからづよ》く、永久《えいきゅう》の春《はる》が微笑《ほほえ》めよかし……僕《ぼく》はただそう心《こころ》から祈《いの》る。

トカトントン

太宰《だざい》治《おさむ》

明治42-昭和23年、青森県北津軽郡金木村生まれ。薬物中毒・自殺未遂など苦悩の日々を送りながら『走れメロス』『人間失格』などを発表。玉川上水で愛人と入水自殺した。

◆あらすじ

昭和20年8月、日本は敗戦。軍隊にいた主人公の男は自決しようとするが、どこからともなく聞こえてきた「トカトントン

なぞりましょう

あなたの小説を読もうとしても、トカトントン、このごろはこの部落に火事が あって起きて火事場に駆けつけようとして、トカトントン、伯父のお相手で、晩ごはんの時お酒を飲んで、も少し飲んでみようかと思って、トカトントン、もう気が狂ってしまっているのではなかろうかと思って、これもトカトントン、自殺を考え、トカトントン。

ン」という音を聞いた瞬間、眼から鱗が落ちたような気分になり、死ぬ気をなくす。以来、何かあるとその不思議な音が聞こえるようになる。

◆解説

自分にだけ聞こえてくる謎の音に翻弄される主人公の心情。その想念の揺らめきを描いた不思議な世界観の作品です。今回は「トカトントン」という言葉がくどいほど続く部分をあえて抜粋させていただきました。「トカトントン」を繰り返し文字としてなぞっていくうちに、この珍妙な音が耳から離れない主人公の虚無感が、より現実味を持ってイメージできるのではないかと思います。

音読しましょう

あなたの小説《しょうせつ》を読《よ》もうとしても、トカトントン、こないだこの部落《ぶらく》に火事《かじ》があって起《お》きて火事場《かじば》に駈《か》けつけようとして、トカトントン、伯父《おじ》のお相手《あいて》で、晩《ばん》ごはんの時《とき》お酒《さけ》を飲《の》んで、も少《すこ》し飲《の》んでみようかと思《おも》って、トカトントン、もう気《き》が狂《くる》ってしまっているのではなかろうかと思《おも》って、これもトカトントン、自殺《じさつ》を考《かんが》え、トカトントン。

女生徒《じょせいと》

太宰治《だざいおさむ》

明治42-昭和23年、青森県北津軽郡金木村生まれ。薬物中毒・自殺未遂など苦悩の日々を送りながら『走れメロス』『人間失格』などを発表。玉川上水で愛人と入水自殺した。

◆あらすじ

一般読者の女性から送られてきた日記を、ある女生徒の一日の出来事として太宰が小説にまとめたもの。思春期にさしかか

なぞりましょう

あさ、眼をさますときの気持ちは、面白い。かくれんぼのとき、押入れの真暗い中に、じっと、しゃがんで隠れていて、突然、でこちゃんに、がらっと襖をあけられ、日の光がどっと来て、でこちゃんに、「見つけた！」と大声で言われて、まぶしさ、それから、へんな間の悪さ、それから、胸がどきどきして、着物のまえを合せたりして、ちょっと、てれくさく、

った14歳の「私」は、夢や空想を膨らませながら、目にするすべての景色の意味と向かい合い、やがて幸福の意味についても考えを深めていく。

◆解説

朝、女生徒が目を覚ます場面からはじまるこの作品。思春期の只中にいる「私」の心の内から、瑞々しい感情が湧き出てくるような表現が続きます。たとえ中高年の男性でも、文字をなぞることでフレッシュな気持ちになれるのではないでしょうか。女生徒がどんな情感で綴ったかを疑似体験するような心持ちで書いてみることで、人格の幅も少し広がったような気持ちになれると思います。

音読しましょう

あさ、眼《め》をさますときの気《き》持《も》ちは、
面白《おもしろ》い。かくれんぼのとき、押《おし》入《い》れの
真暗《まっくら》い中《なか》に、じっと、しゃがんで隠《かく》れ
ていて、突然《とつぜん》、でこちゃんに、がらっ
と襖《ふすま》をあけられ、日《ひ》の光《ひかり》がどっと来《き》て、
でこちゃんに、「見《み》つけた！」と大声《おおごえ》
で言《い》われて、まぶしさ、それから、へ
んな間《ま》の悪《わる》さ、それから、胸《むね》がどきど
きして、着物《きもの》のまえを合《あわ》せたりして、
ちょっと、てれくさく、

パンドラの匣《はこ》

太宰《だざい》治《おさむ》

明治42-昭和23年、青森県北津軽郡金木村生まれ。薬物中毒・自殺未遂など苦悩の日々を送りながら『走れメロス』『人間失格』などを発表。玉川上水で愛人と入水自殺した。

◆あらすじ

「健康道場」と称するある療養所が物語の舞台。結核と闘う20歳の青年「ひばり」が親友に宛てた書簡形式の青春小説。

なぞりましょう

よいものだと思った。人間は死に依って完成せられる。生きているうちは、みんな未完成だ。虫や小鳥は、生きてうごいているうちは完璧だが、死んだとたんに、ただの死骸だ。完成も未完成もない、ただの無に帰する。人間はそれに較べると、まるで逆である。人間は、死んでから一ばん人間らしくなる、というパラドックスも成立するようだ。

「僕なんか一日も早く死んでしまったほうがいい」となげやりに考えた時期もあったひばりだが、やがて生と死について考えを深めていく。

◆解説

ややもすると理屈っぽいと捉えられがちな文章なのに、素晴らしくキレがあるために引き込まれてしまいます。それこそが太宰治という作家の真骨頂といえるでしょう。「人は死で完成される」とズバリ言われて、わたしたち読者は一瞬ひるみますが、その直後には得心している自分に気づきます。その強い説得力、説得されたある種の心地よさを感じつつ、文字をなぞってみてください。

音読しましょう

よいものだと思《おも》った。人間《にんげん》は死《し》に依《よ》って完成《かんせい》せられる。生《い》きているうちは、みんな未完成《みかんせい》だ。虫《むし》や小鳥《ことり》は、生《い》きてうごいているうちは完璧《かんぺき》だが、死《し》んだとたんに、ただの死骸《しがい》だ。完成《かんせい》も未完《みかん》成《せい》もない、ただの無《む》に帰《き》する。人間《にんげん》はそれに較《くら》べると、まるで逆《ぎゃく》である。人《にん》間《げん》は、死《し》んでから一《いち》ばん人間《にんげん》らしくなる、というパラドックスも成立《せいりつ》するようだ。

風《かぜ》立《た》ちぬ

堀《ほり》辰《たつ》雄《お》

明治37-昭和28年。東京都生まれ。学生時代から芥川龍之介に師事。小説『聖家族』が小林秀雄、横光利一に激賞された。肺結核を患い、48歳でその生涯を閉じた。

◆あらすじ

作者の実体験をもとに書かれたとされる小説。結核で高原のサナトリウムで転地療養をする節子と、付き添いで共同生活

なぞりましょう

ようやく暮れようとしかけているその地平線から、反対に何物かが生れて来つつあるかのように……

そんな日の或る午後、（それはもう秋近い日だった）私達はお前の描きかけの絵を画架に立てかけたまま、その白樺の木蔭に寝そべって果物を齧じっていた。砂のような雲が空をさらさらと流れていた。そのとき不意に、何処からともなく風が立った。

をする婚約者の「私」が織り成す心のつながり。ある日、「私」は院長からレントゲン写真を見せられ、節子がかなりの重症であることを告げられる。

◆解説

高原のサナトリウムで療養する節子と婚約者の「私」。残された日々を過ごす2人の心情が、自然描写と重なるように表現された作品です。人物の気持ちが綴られているだけではなく、草木や空、風などの美が幻想的に描かれ、またそこから人物の心情も浮かんできます。「風が立った」の部分をなぞるとき、「私」と節子の間に吹いた風をきっと感じることができると思います。

音読しましょう

ようやく暮《く》れようとしかけているその地平《ちへい》線《せん》から、反対《はんたい》に何物《なにもの》かが生《うま》れて来《き》つつあるかのように……

　そんな日《ひ》の或《あ》る午後《ごご》、（それはもう秋近《あきちか》い日《ひ》だった）私達《わたしたち》はお前《まえ》の描《か》きかけの絵《え》を画架《がか》に立《た》てかけたまま、その白樺《しらかば》の木蔭《こかげ》に寝《ね》そべって果物《くだもの》を齧《か》じっていた。砂《すな》のような雲《くも》が空《そら》をさらさらと流《なが》れていた。そのとき不意《ふい》に、何処《どこ》からともなく風《かぜ》が立《た》った。

野《の》菊《ぎく》の墓《はか》

伊《い》藤《とう》左《さ》千《ち》夫《お》

元治元年－大正２年。千葉県生まれ。大学中退後、牛乳の製造販売業を営むかたわら、新聞「日本」に随想『非新自讃歌論』を発表。俳人・正岡子規に師事。

◆あらすじ

主人公の政夫は２歳年上の従姉、民子に恋心を抱いている。ある日、綿を摘みに畑へ出かけた２人は道端に野菊を見つけ、

なぞりましょう

「僕はもとから野菊がだい好き。民さんも野菊が好き……」

「私なんでも野菊の生れ返りよ。野菊の花を見ると身振いの出るほど好もしいの。どうしてこんなかと、自分でも思う位」

「民さんはそんなに野菊が好き……道理でどうやら民さんは野菊のような人だ」

お互いに野菊が大好きであることを言い交わす。一方、息子に年上の妻をめとらせたくない政夫の母は、民子を別のところへ強引に嫁がせてしまう。

◆解説

数ある花の中でもとりわけ素朴なイメージなのが野菊です。その野菊を「大好き」という2人。「野菊のような人だ」と語りかけたときの政夫の精いっぱいの心情を想像してください。イノセントな2人の人物像を思い描きながらなぞってみましょう。作品が発表されたのは明治39年。今のように若者がSNSでやりとりする時代とはかけ離れた、遠い昔の淡く切ない恋物語です。

音読しましょう

「僕《ぼく》はもとから野菊《のぎく》がだいぶ好《す》き。民《たみ》さんも野菊《のぎく》が好《す》き……」

「私《わたし》なんでも野菊《のぎく》の生《うま》れ返《かえ》りよ。野菊《のぎく》の花《はな》を見《み》ると身振《みぶる》いの出《で》るほど好《この》もしいの。どうしてこんなかと、自分《じぶん》でも思《おも》う位《くらい》」

「民《たみ》さんはそんなに野菊《のぎく》が好《す》き……道《どう》理《り》でどうやら民《たみ》さんは野菊《のぎく》のような人《ひと》だ」

破《は》戒《かい》

島《しま》崎《ざき》藤《とう》村《そん》

明治5-昭和18年。岐阜県馬籠生まれ。父・正樹は国学者で、藤村が15歳のときに座敷牢で亡くなる。後に父をモデルにした小説『夜明け前』を執筆。

◆あらすじ

被差別部落に生まれた丑松は、「いかなることがあっても出自を隠して生きよ」との父の戒めを守り、学校教員としての

なぞりましょう

「自分はこれから将来どうしよう――
何処へ行って、何をしよう――一体自
分は何のためにこの世の中へ生れて来
たんだろう。」思い乱れるばかりで、
何の結末もつかなかった。長いこと丑
松は千曲川の水を眺め佇立んでいた。
一生のことを思い煩いながら、丑松
は船橋の方へ下りて行った。

日々を送っていた。一方、学校では丑松が被差別部落出身であるとの噂が広がりはじめ、丑松は苦悩の末に父の戒めを破る決意を固める。

◆解説

タブー視されてきた被差別部落の現実を正面から扱った作品です。カミングアウト不可避の状況に追い詰められ、心からの言葉で切々と語りかける主人公の運命を強くイメージし、自問自答するような心持ちでなぞってみましょう。また、「何処（どこ）」、「結末（まとまり）」、「佇立（たたずんで）」といったような表現も、島崎藤村の言葉の使い方の妙としてじっくり味わってください。

音読しましょう

「自分《じぶん》はこれから将来《さき》どうしよう——何処《どこ》へ行《い》って、何《なに》をしよう——一体《いったい》自分《じぶん》は何《なん》のためにこの世《よ》の中《なか》へ生《うま》れて来《き》たんだろう。」思《おも》い乱《みだ》れるばかりで、何《なん》の結末《まとまり》もつかなかった。長《なが》いこと丑松《うしまつ》は千曲川《ちくまがわ》の水《みず》を眺《なが》め佇立《たたず》んでいた。丑松《うしまつ》一生《いっしょう》のことを思《おも》い煩《わずら》いながら、は船橋《ふなばし》の方《ほう》へ下《お》りて行《い》った。

武蔵野《むさしの》

国木田独歩《くにきだどっぽ》

明治4-明治41年。千葉県銚子生まれ。東京専門学校（現・早稲田大学）在学中にキリスト教に傾倒し、洗礼を受ける。英語教師や記者を経て小説家となる。

◆あらすじ

散策をこよなく愛した国木田独歩の随筆。四季折々の武蔵野の美しい景観が9つの章にまとめて描かれている。西に傾く

なぞりましょう

林に座って居て日の光の尤も美しさを感ずるのは、春の末より夏の初であるが、それは今ここには書くべきでない。その次は黄葉の季節である。半ば黄ろく半ば緑な林の中に歩て居ると、澄みわたった大空が梢々の隙間からのぞかれて日の光は風に動く葉末々々に砕け、その美さ言いつくされず。

日の光が平原に色を落とす様を「一面の火花を放つ」と表現するなど、自然主義文学の第一人者である独歩による絶妙な自然描写が光る作品。

◆解説

すぐにでも部屋を飛び出して、ハイキングにでも行きたくなるような作品です。ポイントは秀逸な自然描写。「半ば黄ろく半ば緑な」「大空が梢々の隙間から」などの繰り返しの表現も、文字をなぞりながら情景を思い描き、夢心地な気分になってみてください。心が解き放たれたような感覚を味わえるでしょう。国木田独歩の文学的な技術の高さも実感してください。

音読しましょう

林《はやし》に座《すわ》って居《い》て日《ひ》の光《ひかり》の尤《もっと》も美《うつく》しさを感《かん》ずるのは、春《はる》の末《すえ》より夏《なつ》の初《はじめ》であるが、それは今《いま》ここには書《か》くべきでない。その次《つぎ》は黄《こう》葉《よう》の季《き》節《せつ》である。半《なか》ば黄《き》ろく半《なか》ば緑《みどり》な林《はやし》の中《なか》に歩《あるい》て居《い》ると、澄《す》みわたった大《おお》空《ぞら》が梢々《こずえこずえ》の隙《すき》間《ま》からのぞかれて日《ひ》の光《ひかり》は風《かぜ》に動《うご》く葉《は》末《ずえ》々《は》々《ずえ》に砕《くだ》け、その美《うつく》しさ言《い》いつくされず。

夫婦《めおと》善哉《ぜんざい》

織田《おだ》作之助《さくのすけ》

大正2-昭和22年。大阪府大阪市生まれ。小説『俗臭』が芥川賞候補となり、注目される。持病の結核が悪化し、33歳の若さで亡くなる。

◆あらすじ

北新地の人気芸者である蝶子は、10歳ほど年上で妻子持ちの若旦那、柳吉と駆け落ちをし、やがて大阪の黒門市場で間借り

なぞりましょう

「こ、こ、ここの善哉はなんで、二、二、二杯ずつ持って来よるか知ってるか、知らんやろ。こら昔何とか大夫ちゅう浄瑠璃のお師匠はんが開いた店でな、一杯山盛りにするより、ちょっとずつ二杯にする方が沢山はいってるよりに見えるやろ、そこをうまいこと考えよったのや」蝶子は「一人より女夫の方が良えいうことでっしゃろ」ぽんと襟を突き上げると肩が大きく揺れた。

生活をはじめる。無職で能天気な生活をあらためない柳吉と、芸者として健気に働く蝶子とのやりとりがコミカルに描かれている。

◆解説

流れるように当意即妙な掛け合いをベースに、駆け落ちした内縁夫婦の暮らしぶりが、ときにコミカルに、ときに情感たっぷりに展開していきます。「お師匠はん」「ぎょうさん」「でっしゃろ」などの関西弁も、リズムを味わいながら字をなぞるうちに楽しくなってきます。堅苦しい良識の枠を超えた、西の人間が織りなす人間模様。そんなおおらかな世界に身をゆだねてみてください。

音読しましょう

「こ、こ、ここの善《ぜん》哉《ざい》はなんで、二《に》、二《に》、二《に》杯《はい》ずつ持《も》って来《き》よるか知《し》ってるか、知《し》らんやろ。こら昔《むかし》何《なん》とか大夫《たゆう》ちゆう浄《じょう》瑠《る》璃《り》のお師《し》匠《しょう》はんが開《ひら》いた店《みせ》でな、一《いっ》杯《ぱい》山《やま》盛《も》りにするより、ちょっとずつ二《に》杯《はい》にする方《ほう》が沢《ぎょう》山《さん》はいってるように見《み》えるやろ、そこをうまいこと考《かんが》えよったのや」蝶《ちょう》子《こ》は「一人《ひとり》より女夫《めおと》の方《ほう》が良《え》えいうことでっしゃろ」ぽんと襟《えり》を突《つ》き上《あ》げると肩《かた》が大《おお》きく揺《ゆ》れた。

堕《だ》落《らく》論《ろん》

坂《さか》口《ぐち》安《あん》吾《ご》

明治39-昭和30年。新潟県生まれ。東洋大印度哲学科卒。戦後に発表した評論『堕落論』は、敗戦で失意に沈む日本人に衝撃を与えた。

◆あらすじ

戦争で夫を亡くし新しく男を見つける未亡人や、生きるために非合法な商売に手を出す特攻帰りの男たち。もがき苦しむ戦

なぞりましょう

戦争は終った。特攻隊の勇士はすでに闇屋となり、未亡人はすでに新たな面影によって胸をふくらませているではないか。人間は変りはしない。ただ人間へ戻ってきたのだ。人間は堕落する。義士も聖女も堕落する。それを防ぐことはできないし、防ぐことによって人を救うことはできない。人間は生き、人間は堕ちる。

後の人々を例に挙げながら、「義士も聖女も堕落する」として、堕落こそが人間本来のあり方であり、本来の生き方をするための原点だと説く。

◆解説

虚飾を脱ぎ捨てて本質をさらけ出せと、切れ味鋭い表現で説く『堕落論』からは、単独者として生きた作者、坂口安吾の強い覚悟が感じられます。なにせ「戦争」「特攻隊の勇士」などとなぞった後に、こんどは「闇屋」「新たな面影」「堕落」といった強烈な印象の言葉を書くことになる作品です。なぞっているうちに、安吾の心の強さをも実感することになるでしょう。

音読しましょう

戦《せん》争《そう》は終《おわ》った。特《とっ》攻《こう》隊《たい》の勇《ゆう》士《し》はすでに闇《やみ》屋《や》となり、未《み》亡《ぼう》人《じん》はすでに新《あら》たな面《おも》影《かげ》によって胸《むね》をふくらませているではないか。人《にん》間《げん》は変《かわ》りはしない。ただ人《にん》間《げん》へ戻《もど》ってきたのだ。人《にん》間《げん》は堕《だ》落《らく》する。義《ぎ》士《し》も聖《せい》女《じょ》も堕《だ》落《らく》する。それを防《ふせ》ぐことはできないし、防《ふせ》ぐことによって人《ひと》を救《すく》うことはできない。人《にん》間《げん》は生《い》き、人《にん》間《げん》は堕《お》ちる。

白痴《はくち》

坂口安吾《さかぐちあんご》

明治39-昭和30年。新潟県生まれ。東洋大印度哲学科卒。戦後に発表した評論『堕落論』は、敗戦で失意に沈む日本人に衝撃を与えた。

◆あらすじ

物語の舞台は戦時中の東京・蒲田。荒れた生活を送る演出家の伊沢は、知的障害を持つ女が隣家に住んでいることを知る。

なぞりましょう

彼は女を寝床へねせて、その枕元に坐り、自分の子供、三ツか四ツの小さな娘をねむらせるように額の髪の毛をなでてやると、女はボンヤリ眼をあけて、それがまったく幼い子供の無心さと変るところがないのであった。

ある夜、井沢が仕事から戻ると、押し入れにその女が隠れているのを見つける。なぜかその日から井沢と女との奇妙な同居生活がはじまる。

◆解説

坂口安吾は日頃から女性をリスペクトしていた人で、男性にない素養を持つ崇高な存在と理解していたともいわれています。本作では、異彩を放つ一人の女性を介し、イノセント（無垢）の意を追求する試みがなされています。無垢であるがゆえに、主人公が感じることのできない精神世界に生きる「オサヨ」。そんな彼女を、労わるような優しい心情を持ちながらなぞってみてください。

音読しましょう

彼《かれ》は女《おんな》を寝床《ねどこ》へねせて、その枕《まくら》元《もと》に坐《すわ》り、自分《じぶん》の子供《こども》、三《みっ》ツか四《よっ》ツの小《ちい》さな娘《むすめ》をねむらせるように額《ひたい》の髪《かみ》の毛《け》をなでてやると、女《おんな》はボンヤリ眼《め》をあけて、それがまったく幼《おさな》い子《こ》供《ども》の無《む》心《しん》さと変《かわ》るところがないのであった。

濹東綺譚《ぼくとうきだん》

永井荷風《ながいかふう》

明治12-昭和34年。東京小石川生まれ。語学に堪能で、米仏に滞在し、見聞記を小説化した『あめりか物語』『ふらんす物語』などを発表。後に文化勲章を受章。

◆あらすじ

タイトルの意味は「隅田川東岸」（濹東）の「美しい物語」（綺譚）。大江匡は58歳の小説家。新作の案を練りながら向島の

なぞりましょう

静にひろげる傘の下から空と町のさまとを見ながら歩きかけると、いきなり後方から、「檀那、そこまで入れてってよ。」といいさま、傘の下に真白な首を突込んだ女がある。油の匂で結ったばかりと知られる大きな潰島田には長目に切った銀糸をかけている。わたくしは今方通りがかりに硝子戸を明け放した女髪結の店のあった事を思出した。

玉ノ井を散策しているうちに雨が降り出す。傘を広げると、後ろから見知らぬ浴衣姿の女、お雪が「そこまで入れてってよ」と飛び込んでくる。

◆解説

小石川で生まれた永井荷風は、向島芸者の文化を愛し、そこで生きる庶民の美意識を作品の中に残しました。まさに「クールジャパン」の先駆けです。切れのいい江戸弁で傘の中にサッと入ってくる小粋な女。文字をなぞりながら、花街の世界観を満喫してみるのも楽しそうです。「潰島田」という髪の結い方を、話し言葉の「つぶし」と読ませるのにも粋な雰囲気が漂います。

音読しましょう

静《しずか》にひろげる傘《かさ》の下《した》から空《そら》と町《まち》のさまとを見《み》ながら歩《ある》きかけると、いきなり後方《うしろ》から、「檀那《だんな》、そこまで入《い》れてってよ。」といいさま、傘《かさ》の下《した》に真白《まっしろ》な首《くび》を突込《つっこ》んだ女《おんな》がある。油《あぶら》の匂《におい》で結《ゆ》ったばかりと知《し》られる大《おお》きな潰島田《つぶし》には長目《ながめ》に切《き》った銀糸《ぎんし》をかけている。わたくしは今方《いまがた》通《とお》りがかりに硝子《ガラス》戸《ど》を明《あ》け放《はな》した女髪結《おんなかみゆい》の店《みせ》のあった事《こと》を思出《おもいだ》した。

歌《うた》行《あん》燈《どん》

泉《いずみ》鏡《きょう》花《か》

明治6－昭和14年。石川県生まれ。尾崎紅葉に師事。『冠彌左衛門』を発表後、作家として活躍。『夜行巡査』『外科室』など多数の作品が残る。幻想的な作風で知られる。

◆あらすじ

肺に病を抱えながら、わけありで旅を続ける元能楽師の喜多八。座敷に芸妓として呼んだお三重が、三味もお酌も満足に

なぞりましょう

宮重大根のふとしく立てし宮柱は、ふろふきの熱田の神のみそなわす、七里のわたし浪ゆたかにして、来往の渡船難なく桑名につきたる悦びのあまり……と口誦むように独言の、膝栗毛五編の上の読初め、霜月十日あまりの初夜。

できないことを怪訝に思う。わけを聞いているうちに、お三重は喜多八が死に追い込んだ能の師匠、宗山の娘だとわかる。

◆解説

泉鏡花は、母方の親族が能楽師でした。そのためか、作品の中にも能の世界観が色濃く表れているともいわれています。文章が句点（。）で細かく切れることなく、小気味よく打ち続くのが大きな魅力です。この世界観に惚れ込んだ坂東玉三郎は、歌舞伎の演目に多用しました。東海道中膝栗毛からの引用も楽しめます。なぞりながら小気味いい言葉の連なりを味わってみてください。

音読しましょう

宮《みや》重《しげ》大根《だいこん》のふとしく立《た》てし宮柱《みやばしら》は、ふろふきの熱田《あつた》の神《かみ》のみそなわす、七里《しちり》のわたし浪《なみ》ゆたかにして、来往《らいおう》の渡船《とせん》難《なん》なく桑名《くわな》につきたる悦《よろこ》びのあまり……と口誦《くちずさ》むように独言《ひとりごと》の、膝栗毛《ひざくりげ》五編《ごへん》の上《じょう》の読《よみ》初《はじ》め、霜月《しもつき》十日《とおか》あまりの初夜《しょや》。

山《さん》月《げつ》記《き》

中島《なかじま》敦《あつし》

明治42-昭和17年。東京四谷生まれ。横浜高等女学校の教員時代に多くの作品を発表。小説『光と風と夢』は芥川賞候補となるも、気管支喘息悪化のため、33歳の若さで亡くなる。

◆あらすじ

唐代の「人虎伝」をもとにしたとされる短編小説。唐の官僚、袁傪（えんさん）は、旅の途中で虎に襲われるが、なぜか

なぞりましょう

事実は、才能の不足を暴露するかも知れないとの卑怯な危惧と、刻苦を厭う怠惰とが己の凡てだったのだ。己よりも遥かに乏しい才能でありながら、それを専一に磨いたために、堂々たる詩家となった者が幾らでもいるのだ。虎と成り果てた今、己はようやくそれに気が付いた。それを思うと、己は今も胸を灼かれるような悔を感じる。

虎は袁傪を見るや涙を流す。実はその虎はかつての優秀な同僚であった李徴（りちょう）で、わけがあって虎に姿が変わってしまっていたのだった。

◆解説

漢文の教員経験もある中島敦の漢語力が溢れ出る作品です。教科書にも採用され、その魅力は世代を超えて共有されています。一人の人間が臆病な自尊心と向き合ったことで虎に姿を変えてしまうという発想は、あまりに大胆で劇的。「才能の不足を暴露」など表現に勢いもあります。虎となりはてた主人公が今、一体何に気づいたのか。その心情に重ねるように文字をなぞってみましょう。

音読しましょう

事実《じじつ》は、才能《さいのう》の不足《ふそく》を暴露《ばくろ》するかも知《し》れないとの卑怯《ひきょう》な危惧《きぐ》と、刻苦《こっく》を厭《いと》う怠惰《たいだ》とが己《おれ》の凡《すべ》てだったのだ。己《おれ》よりも遥《はる》かに乏《とぼ》しい才能《さいのう》でありながら、それを専一《せんいつ》に磨《みが》いたために、堂《どう》々《どう》たる詩《し》家《か》となった者《もの》が幾《いく》らでもいるのだ。虎《とら》と成《な》り果《は》てた今《いま》、己《おれ》はようやくそれに気《き》が付《つ》いた。それを思《おも》うと、己《おれ》は今《いま》も胸《むね》を灼《や》かれるような悔《くい》を感《かん》じる。

檸檬《れもん》

梶井基次郎《かじいもとじろう》

明治34-昭和7年。大阪府大阪市生まれ。東京帝大英文科在学中に、同人誌「青空」を創刊し、小説『檸檬』を発表。その後も佳作を発表し続けるも、持病の肺結核のため死去。

◆あらすじ

主人公は持病の肺尖カタルや「神経衰弱」、借金取りから追われるなど鬱々とした日々を送る青年の「私」。ある日、果

なぞりましょう

見わたすと、その檸檬の色彩はガチャガチャした色の諧調をひっそりと紡錘形の身体の中へ吸収してしまって、カーンと冴えかえっていた。私は埃っぽい丸善の中の空気が、その檸檬の周囲だけ変に緊張しているような気がした。私はしばらくそれを眺めていた。

不意に第二のアイディアが起った。その奇妙なたくらみは寧ろ私をぎょっとさせた。

物屋でレモンを買った「私」は書店の丸善に立ち寄ると、そのレモンを画集の上にそっと載せ、何食わぬ顔で店を出る。

◆解説

「檸檬」という漢字、もしかしたら人生で一度も書いた経験がないという人がほとんどかもしれません。そんな字を手で書いてみるだけで、ちょっと心躍る気分が味わえます。レモンは手に取ったり想像したりするだけで、意識をフレッシュに回復してくれます。物語のあらすじを把握した後で、再度「檸檬」の2文字を書いてみると、そこでまた不思議な感応に出会えるかもしれません。

音読しましょう

見《み》わたすと、その檸檬《れもん》の色彩《しきさい》はガチャガチャした色《いろ》の諧調《かいちょう》をひっそりと紡錘形《ぼうすいけい》の身体《からだ》の中《なか》へ吸収《きゅうしゅう》してしまって、カーンと冴《さ》えかえっていた。私《わたし》は埃《ほこり》っぽい丸善《まるぜん》の中《なか》の空気《くうき》が、その檸檬《れもん》の周囲《しゅうい》だけ変《へん》に緊張《きんちょう》しているような気《き》がした。私《わたし》はしばらくそれを眺《なが》めていた。

不意《ふい》に第二《だいに》のアイディアが起《おこ》った。その奇妙《きみょう》なたくらみは寧《むし》ろ私《わたし》をぎょっとさせた。

五重塔《ごじゅうのとう》

幸田露伴《こうだろはん》

慶応3-昭和22年。東京下谷生まれ。父は幕臣の幸田利三（成延）。『露団々』『風流佛』『五重塔』などの作品を発表し、文壇での地位を確立。晩年に文化勲章を受章。

◆あらすじ

大工の十兵衛は職人としての腕は確かだが、のんびりした性格から「のっそり」と呼ばれて下に見られている。ある日、谷

なぞりましょう

五十分一の雛形をつくり、昨夜で丁度仕上げました、見に来て下され御上人様、頼まれもせぬ仕事は出来て仕たい仕事は出来ない口惜さ、え、不運ほど情無いものはないと私が歎けば御上人様、なまじ出来ずば不運も知るまいと女房めが其雛形をば揺り動かしての述懐、無理とは聞えぬだけに余計泣きました、御上人様御慈悲に今度の五重塔は私に建てさせて下され。

中感応寺に五重塔が建立される計画があることを知る。十兵衛は人生をかけた大仕事として、自分一人でやり遂げたいという熱望にかられる。

◆解説

五重の塔を自分に建てさせてほしいと切願する印象的な場面です。格調の高い大和言葉の上に、自由な発想でふりがなが付され、さらに漢語も効果的に使われています。読んでも、なぞりがきをしても心地よくなれる、まさに最強の日本語といえます。「女房（かか）」「其雛形（それ）」といった表現も印象的です。作者の日本語力の凄まじさを、手でしっかり感じ取ってみてください。

音読しましょう

五十分一《ごじゅうぶんのいち》の雛形《ひながた》をつくり、昨夜《ゆうべ》で丁度《ちょうど》仕上《しあ》げました、見《み》に来《き》て下《くだ》され御上人《おしょうにん》様《さま》、頼《たの》まれもせぬ仕事《しごと》は出来《でき》て仕《し》たい仕事《しごと》は出来《でき》ない口惜《くやし》さ、えゝ《え》不運《ふうん》ほど情無《なさけな》いものはないと私《わし》が歎《なげ》けば御上人《おしょうにん》様《さま》、なまじ出来《でき》ずば不運《ふうん》も知《し》るまいと女房《かか》めが其雛形《それ》をば揺《ゆ》り動《うご》かしての述《じゅっ》懐《かい》、無理《むり》とは聞《きこ》えぬだけに余計《よけい》泣《な》きました、御上人様《おしょうにんさま》御慈悲《おじひ》に今度《こんど》の五重塔《ごじゅうのとう》は私《わたくし》に建《た》てさせて下《くだ》され。

蒲団《ふとん》

田山花袋《たやまかたい》

明治4-昭和5年。群馬県館林生まれ。尾崎紅葉の紹介で江見水蔭に師事。日露戦争では私設写真班として従軍。明治40年に『蒲団』を発表し、文壇に一大センセーションを巻き起こした。

◆あらすじ

小説家の竹中時雄は家族とともに東京で暮らしている。そこへ、19歳の女学生、横山芳子が弟子入りを求めて岡山から上京

なぞりましょう

数多い感情ずくめの手紙――二人の関係はどうしても尋常ではなかった。妻があり、子があり、世間があり、師弟の関係があればこそ敢て烈しい恋に落ちなかったが、語り合う胸の轟、相見る眼の光、その底には確かに凄じい暴風が潜んでいたのである。機会に遭遇しさえすれば、その底の底の暴風は忽ち勢を得て、妻子も世間も道徳も師弟の関係も一挙にして破れてしまうであろうと思われた。

してくる。竹中はこれを認めて東京へ招くが、やがて芳子に恋心を抱くようになる。一方、奔放な芳子は田中秀夫という21歳の若者と恋に落ちる。

◆解説

明治40年に発表された作品ですが、日常会話に近い文章の小説というのは、当時としては新しい形で、自然主義文学と分類されました。なぞりがきの素材としては、人物の心情を比較的乗せやすいといえるかもしれません。実際、男女の複雑な心情のもつれが見事に描かれています。「尋常（よのつね）」「暴風（あらし）」、「遭遇（でっくわし）」などの表記も心に残るおもしろいところです。

音読しましょう

数《かず》多《おお》い感情《かんじょう》ずくめの手紙《てがみ》――二人《ふたり》の関《かん》係《けい》はどうしても尋常《よのつね》ではなかった。妻《つま》があり、子《こ》があり、世間《せけん》があり、師弟《してい》の関《かん》係《けい》があればこそ敢《あえ》て烈《はげ》しい恋《こい》に落《お》ちなかったが、語《かた》り合《あ》う胸《むね》の轟《とどろき》、相見《あいみ》る眼《まなこ》の光《ひかり》、その底《そこ》には確《たし》かに凄《すさま》じい暴風《あらし》が潜《ひそ》んでいたのである。機会《きかい》に遭遇《でっくわ》しさえすれば、その底《そこ》の底《そこ》の暴風《あらし》は忽《たちま》ち勢《いきおい》を得《え》て、妻子《つまこ》も世間《せけん》も道徳《どうとく》も師弟《してい》の関係《かんけい》も一挙《いっきょ》にして破《やぶ》れてしまうであろうと思《おも》われた。

死《し》者《しゃ》の書《しょ》

折口《おりくち》信夫《しのぶ》

明治20-昭和28年。大阪府生まれ。國學院大學時代に歌誌「アララギ」の同人となる。後に反アララギ派に転向。歌人として活躍しながら、柳田國男に師事し、民俗学者としても活躍。

◆あらすじ

天武天皇の第3子とされる大津皇子（おおつのみこ）は、密告により謀反の疑いをかけられ、自害を余儀なくされる。それか

なぞりましょう

おれは活きた。闇い空間は、明りのやうなものを漂してゐた。併し其は、蒼黒い靄の如く、たなびくものであつた。巌ばかりであつた。壁も、牀も、梁も、巌であつた。自身のからだすらが、既に、巌になつて居たのだ。屋根が壁であつた。壁が牀であつた。巌ばかり――。触つても触つても、巌ばかりである。

ら百年ばかりたった頃、墳墓の中で目を覚ました大津皇子の魂は、真っ暗闇の中で巌に手を触れながら、自分が何者かを思い出しはじめる。

◆解説

古代研究者として知られた折口信夫の作品なだけに、『死者の書』には古代的要素が溢れています。取り上げたのは、「おれは活きた」という強い言葉ではじまる5章の冒頭。大津皇子が死後の世界で、自分が何者かを思い出すこのシーンは鮮烈です。真っ暗で何も見えない中、ゴツゴツとした岩を触る手の感触を想像しつつ、不安と恐怖に包まれた皇子の気持ちになってなぞってみてください。

音読しましょう

おれは活《い》きた。

闇《くら》い空《くう》間《かん》は、明《あか》りのやうなものを漂《ただよわ》してゐ《い》た。併《しか》し其《それ》は、蒼《あお》黒《ぐろ》い靄《もや》の如《ごと》く、たなびくものであった。

巌《いわ》ばかりであった。壁《かべ》も、牀《とこ》も、梁《はり》も、巌《いわ》であった。自《じ》身《しん》のからだすらが、既《すで》に、巌《いわ》になって居《い》たのだ。

屋《や》根《ね》が壁《かべ》であった。壁《かべ》が牀《とこ》であった。巌《いわ》ばかり――。触《さわ》っても触《さわ》っても、巌《いわ》ばかりである。

春《しゅん》琴《きん》抄《しょう》

谷《たに》崎《ざき》潤《じゅん》一《いち》郎《ろう》

明治19-昭和40年。東京日本橋生まれ。東京帝大在学中に文芸誌「新思潮」を創刊。小説『刺青』などを発表し永井荷風から激賞される。関東大震災後に関西へ移住した。

◆あらすじ

9歳のときに病で両目が見えなくなり、三味線の修行に励む美しい春琴と、彼女を献身的に支える丁稚の佐助が織りなす

なぞりましょう

春琴の顔のありかと思われる仄白い円光の射して来る方へ盲いた眼を向けるとよくも決心してくれました嬉しゅう思うぞえ、私は誰の恨みを受けてこのような目に遭うたのか知れぬがほんとうの心を打ち明けるなら今の姿を外の人には見られてもお前にだけは見られとうないそれをようこそ察してくれました。

あ、あり難うござり升そのお言葉を伺いました嬉しさは両眼を失うたぐらいには換えられませぬ。

究極の愛の物語。20歳になった春琴は、師匠の死を期に奏者として独り立ちするが、あるとき何者かによって顔に大きな火傷を負ってしまう。

◆解説

男女の不思議な愛情世界が、谷崎潤一郎の格調高い文章でみごとに描かれています。一文が非常に長く、会話も地の文に溶け込んでいるのが大きな特徴です。「ようこそ察してくれました」までが春琴の言葉、続いて「あ、あり難うござり升そのお言葉を…」以降が佐助の会話です。春琴の火傷を負った顔を見ないよう、佐助は自ら盲目になります。すさまじい姿です。

音読しましょう

春琴《しゅんきん》の顔《かお》のありかと思《おも》われる仄白《ほのじろ》い円光《えんこう》の射《さ》して来《く》る方《ほう》へ盲《し》いた眼《め》を向《む》けるとよくも決《けっ》心《しん》してくれました嬉《うれ》しゅう思《おも》うぞえ、私《わたし》は誰《だれ》の恨《うら》みを受《う》けてこのような目《め》に遭《お》うたのか知《し》れぬがほんとうの心《こころ》を打《う》ち明《あ》けるなら今《いま》の姿《すがた》を外《ほか》の人《ひと》には見《み》られてもお前《まえ》にだけは見《み》られとうないそれをようこそ察《さっ》してくれました。

あ、あり難《がと》うござり升《ます》そのお言葉《ことば》を伺《うかが》いました嬉《うれ》しさは両眼《りょうめ》を失《うしの》うたぐらいには換《か》えられませぬ。

陰翳礼讃《いんえいらいさん》

谷崎潤一郎《たにざきじゅんいちろう》

明治19-昭和40年。東京日本橋生まれ。東京帝大在学中に文芸誌「新思潮」を創刊。小説『刺青』などを発表し永井荷風から激賞される。関東大震災後に関西へ移住した。

◆ あらすじ

合理性を追求する西洋文化と、非合理的ながらそこに価値を見いだす日本人特有の芸術感性。部屋は隅々まで明るくなくて

✎ なぞりましょう

かつて漱石先生は「草枕」の中で羊羹の色を讃美しておられたことがあったが、そう云えばあの色などはやはり瞑想的ではないか。玉のように半透明に曇った肌が、奥の方まで日の光りを吸い取って夢みる如きほの明るさを啣んでいる感じ、あの色あいの深さ、複雑さは、西洋の菓子には絶対に見られない。

も、陰翳を受け入れることが風雅の真髄と谷崎は考える。食や建築、色彩、模様など、様々なテーマに分けて日本の美意識が説かれている。

◆解説

暗い影を西洋的な発想でネガティブに捉えるのではなく、そこにこそ日本の伝統美があることを谷崎潤一郎はこの長編随筆で示しました。特に明治や昭和の日本家屋の中は、明るさの点では今よりずっと暗かったわけですが、雅びな日本人はその影にも意味を見いだしました。羊羹ひとつにも日本人の美意識が存在することをしみじみ感じながら、じっくりとなぞってみましょう。

音読しましょう

かつて漱石《そうせき》先生《せんせい》は「草枕《くさまくら》」の中《なか》で羊羹《ようかん》の色《いろ》を讃美《さんび》しておられたことがあったが、そう云《い》えばあの色《いろ》などはやはり瞑想的《めいそうてき》ではないか。玉《ぎょく》のように半透明《はんとうめい》に曇《くも》った肌《はだ》が、奥《おく》の方《ほう》まで日《ひ》の光《ひか》りを吸《す》い取《と》って夢《ゆめ》みる如《ごと》きほの明《あか》るさを啣《ふく》んでいる感《かん》じ、あの色《いろ》あいの深《ふか》さ、複雑《ふくざつ》さは、西洋《せいよう》の菓子《かし》には絶対《ぜったい》に見《み》られない。

にごりえ

樋《ひ》口《ぐち》一《いち》葉《よう》

明治5-明治29年。東京内幸町生まれ。25歳の若さで他界するまで、わずか4年間のうちに短編小説20余編、随筆数編、日記、和歌などを発表。森鷗外、幸田露伴らが絶賛した。

◆あらすじ

蒲団屋を営む源七は遊女のお力に熱を上げる。2人は恋仲になるも、源七の破産で別れることに。女房のお初の内職に頼る

なぞりましょう

あの姉さんは鬼ではないか、父さんを怠惰者にした鬼ではないか、お前の衣類のなくなったも、お前の家のなくなったも皆あの鬼めがした仕事、喰ひついても飽き足らぬ悪魔にお菓子を貰って喰べても能いかと聞くだけが情ない、汚い穢い此様な菓子、家へ置くのも腹がたつ、捨て仕舞な、捨てお仕舞。

ことになる源七だが、お力への思いは断ち切れない。ある日、源七の子がお力から高価な菓子を貰って帰ってくる。お初は激しく叱る。

◆解説

幼少期に極貧生活を送った樋口一葉の記憶が色濃く反映されているともいわれる本作。お初と源七に渦巻く情念が激しく絡み合う壮絶な場面です。「衣類（べべ）」「此様（こん）な」「能（い）い」など、かな遣いが印象的で、さらに「鬼め」「喰ひついて」「悪魔」「穢（むさ）い」など、なぞっていると怖くなるような単語も続きます。登場人物に感情をぶつけるような気持ちで挑んでください。

音読しましょう

あの姉《ねえ》さんは鬼《おに》ではないか、父《とう》さんを怠惰者《なまけもの》にした鬼《おに》ではないか、お前《まえ》の衣《べ》類《べ》のなくなったも、お前《まえ》の家《うち》のなくなったも皆《みんな》あの鬼《おに》めがした仕《し》事《ごと》、喰《くら》ひ《い》ついても飽《あ》き足《た》らぬ悪魔《あくま》にお菓子《かし》を貰《もら》って喰《た》べても能《い》いかと聞《き》くだけが情《なさけ》ない、汚《きたな》い穢《むさ》い此様《こん》な菓子《かし》、家《いえ》へ置《お》くのも腹《はら》がたつ、捨《す》てて仕《し》舞《まい》な、捨《す》ててお仕《し》舞《まい》。

たけくらべ

樋口一葉《ひぐちいちよう》

明治5-明治29年。東京内幸町生まれ。25歳の若さで他界するまで、わずか4年間のうちに短編小説20余編、随筆数編、日記、和歌などを発表。森鷗外、幸田露伴らが絶賛した。

◆あらすじ

遊女を姉に持つリーダー格の美登利と、父が僧侶で自身も仏門へ入ると決めている真面目な信如。ある雨の日、美登利が窓

なぞりましょう

それと見るより美登利の顔は赤う成りて、何のやうの大事にでも逢ひしやうに、胸の動悸の早くうつを、人の見るかと背後の見られて、恐る〳〵門の傍へ寄れば、信如もふっと振返りて、此れも無言に脇を流るゝ冷汗、跣足に成りて逃げ出したき思ひなり。

から見下ろすと、通りかかった信如の下駄の鼻緒が切れた様子。美登利は恥じらいながらも、勇気を出して鼻緒をすげる端切れを窓から投げる。

◆解説

『にごりえ』と同様、立て板に水のごとく流麗な文体は、なぞっていても心地よいはず。日本文学史において間違いなく天才と呼べる樋口一葉の真骨頂がここにあります。思春期の2人の初々しさが心地よく伝わってくる印象的な場面。「美登利の顔は赤う成りて」のところなどは、美登利の表情や心情を想像しながら、物語の世界観に身を委ねるようになぞってみてください。

音読しましょう

それと見《み》るより美《み》登《ど》利《り》の顔《かお》は赤《あこ》う成《な》りて、何《ど》のや《よ》うの大《だい》事《じ》にでも逢《あ》ひしや《よ》うに、胸《むね》の動《どう》悸《き》の早《はや》くうつを、人《ひと》の見《み》るかと背後《うしろ》の見《み》られて、恐《おそ》る〳〵《おそる》門《もん》の傍《そば》へ寄《よ》れば、信《しん》如《にょ》もふっと振《ふり》返《かえ》りて、此《こ》れも無《む》言《ごん》に脇《わき》を流《なが》るゝ《る》冷《ひや》汗《あせ》、跣足《はだし》に成《な》りて逃《に》げ出《だ》したき思《おも》ひ《い》なり。

みだれ髪《がみ》

与《よ》謝《さ》野《の》晶《あき》子《こ》

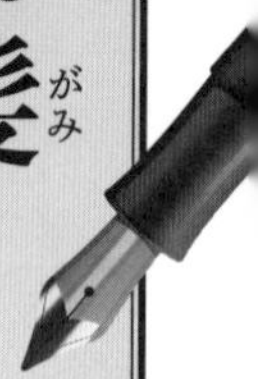

明治11-昭和17年。大阪府堺市生まれ。歌人の与謝野鉄幹と結婚。若い頃から雑誌に歌を投稿し、明治34年に発表した『みだれ髪』でスタイルを確立した。

◆あらすじ

晶子にとって生涯初の歌集。後に夫となる与謝野鉄幹へ向けた命がけともいえる恋心が、激情に満ちた言霊に乗せて詠われている。当時としては表現が赤裸々すぎたこともあり、賛否両論が巻き起こるなど大きな反響を呼んだ。発刊直後に晶子は鉄幹と結婚している。

◆解説

晶子の短歌は、まだ女性があけすけに恋愛を語れなかった当時の世に衝撃を与えました。開放的な文章表現と理解するだけでなく、肉体の内側に秘められた、燃え上がるような強い情念や生命の輝きを実感しながら、一語一語を噛みしめるようになぞってみましょう。

なぞりましょう

やは肌のあつき血汐にふれも見で
さびしからずや道を説く君

音読しましょう

やは《わ》肌《はだ》のあつき血《ち》汐《しお》にふれも見《み》で
さびしからずや道《みち》を説《と》く君《きみ》

なぞりましょう

その子二十櫛にながるる黒髪の
おごりの春のうつくしきかな

音読しましょう

その子《こ》二十《はたち》櫛《くし》にながるる黒髪《くろかみ》の
おごりの春《はる》のうつくしきかな

なぞりましょう

くろ髪の千すぢの髪のみだれ髪
かつおもひみだれおもひみだるる

音読しましょう

くろ髪《かみ》の千《ち》すぢの髪《かみ》のみだれ髪《がみ》
かつおもひ《い》みだれおもひ《い》みだるる

悲《かな》しき玩具《がんぐ》

石川《いしかわ》啄木《たくぼく》

明治19-明治45年。岩手県生まれ。中学時代から与謝野晶子らの短歌に影響を受ける。多くの短歌を世に残すも存命中はブレイクせず。肺結核のため26歳という若さで死去。

◆あらすじ

「呼吸すれば～」と「眼閉づれど～」の2首は、啄木が結核を患った後に住んだ小石川の借家で、人生最後に作った歌とさ

なぞりましょう

呼吸すれば、
胸の中にて鳴る音あり。
凩よりもさびしきその音！

音読しましょう

呼吸《いき》すれば、
胸《むね》の中《うち》にて鳴《な》る音《おと》あり。
凩《こがらし》よりもさびしきその音《おと》！

なぞりましょう

眼閉づれど、
心にうかぶ何もなし。
さびしくも、また、眼をあけるかな。

れている。迫りくる死を感じていた啄木の思いが切々と伝わってくる。小石川の住居跡には平成27年、「石川啄木終焉の地歌碑」が建てられた。

◆解説

26歳という若さで早世した石川啄木ですが、その短くはかない生涯の中で、多くの短歌をわたしたちに残してくれました。3行に分かち書きをするスタイルは有名で、目で読んでも、手で書いても、言葉のリズムを味わうことができるはずです。覚えやすいという点も特徴ですので、繰り返し読んで心に染み込ませ、そのうえでじっくりとなぞりがきをしてみるのもいいでしょう。

音読しましょう

眼《め》閉《と》づれど、
心《こころ》にうかぶ何《なに》もなし。
さびしくも、また、眼《め》をあけるかな。

なぞりましょう

遊びに出て子供かへらず、
取り出して
走らせて見る玩具の機関車。

音読しましょう

遊《あそ》びに出《で》て子《こ》供《ども》かへらず、
取《と》り出《だ》して
走《はし》らせて見《み》る玩具《おもちゃ》の機《き》関《かん》車《しゃ》。

一《いち》握《あく》の砂《すな》

石川《いしかわ》啄木《たくぼく》

明治19-明治45年。岩手県生まれ。中学時代から与謝野晶子らの短歌に影響を受ける。多くの短歌を世に残すも存命中はブレイクせず。肺結核のため26歳という若さで死去。

◆あらすじ

朝日新聞の校正係だった啄木が書き下ろした初めての歌集。啄木はその2年後にこの世を去っている。当時の上司で俳人である。

なぞりましょう

いのちなき砂のかなしさよ
さらさらと
握れば指のあひだより落つ

音読しましょう

いのちなき砂《すな》のかなしさよ
さらさらと
握《にぎ》れば指《ゆび》のあひだより落《お》つ

なぞりましょう

たはむれに母を背負ひて
そのあまり軽きに泣きて
三歩あゆまず

もあった社会部長の渋川玄耳が序文を執筆している。誰もが日常で感じがちな感覚が、啄木らしい散文的なスタイルで綴られている。

◆解説

若くして世を去った啄木には、どこかヒロイズムに似た空気がつきまといますが、一方で金銭感覚にはずぼらな面があったことでも有名です。それゆえに、周囲が放っておけない不思議な魅力もあったのかもしれません。「はたらけど～ぢっと手を見る」の歌からは、啄木のキャラクターが浮かび上がってくる気がします。そうした人間の弱さも含めて歌をなぞってみてください。

音読しましょう

たは《わ》むれに母《はは》を背《せ》負《お》ひ《い》て
そのあまり軽《かろ》きに泣《な》きて
三《さん》歩《ぽ》あゆまず

なぞりましょう

はたらけど
はたらけど猶わが生活楽にならざり
ぢっと手を見る

音読しましょう

はたらけど
はたらけど猶《なお》わが生活《くらし》楽《らく》にならざり
ぢっと手《て》を見《み》る

あどけない話《はなし》

～智恵子抄《ちえこしょう》～

高村光太郎《たかむらこうたろう》

明治16-昭和31年。東京下谷生まれ。父は彫刻家の高村光雲。父同様、彫刻家として活躍しつつ画家や詩人としても活躍。北原白秋らの芸術運動「パンの会」などに参加した。

◆あらすじ

心を病みながら肺結核で世を去った妻・智恵子に対する高村光太郎の思慕の念が、詩と短歌、散文で綴られている。智恵子

なぞりましょう

智恵子は東京に空が無いといふ、
ほんとの空が見たいといふ。
私は驚いて空を見る。
桜若葉の間に在るのは、
切っても切れない
むかしなじみのきれいな空だ。
どんよりけむる地平のぼかしは
うすもも色の朝のしめりだ。
智恵子は遠くを見ながら言ふ。
阿多多羅山の山の上に
毎日出てゐる青い空が
智恵子のほんとの空だといふ。
あどけない空の話である。

は生前、油絵を専門としたが、彫刻家でもあった夫を芸術家として心から尊敬するとともに、自身の限界を悟って芸術への道を断念している。

◆解説

「あどけない話」というふわっとしたタイトルで、夫婦の平凡な日常の会話かと思いきや、文字をなぞるうちに、2人の心に致命的なズレが生まれていることに気づくでしょう。遠くを見ながらつぶやく智恵子はどんな精神状態なのか、「阿多多羅山」とはどんな山なのか、山の上の「青い空」はどんな青なのか。そんなことを想像しながら、作品の中に身を置いてなぞってみてください。

音読しましょう

智恵子《ちえこ》は東京《とうきょう》に空《そら》が無《な》いといふ《う》、
ほんとの空《そら》が見《み》たいといふ《う》。
私《わたし》は驚《おどろ》いて空《そら》を見《み》る。
桜若葉《さくらわかば》の間《あいだ》に在《あ》るのは、
切《き》っても切《き》れない
むかしなじみのきれいな空《そら》だ。
どんよりけむる地平《ちへい》のぼかしは
うすもも色《いろ》の朝《あさ》のしめりだ。
智恵子《ちえこ》は遠《とお》くを見《み》ながら言《い》ふ《う》。
阿多多羅山《あたたらやま》の山《やま》の上《うえ》に
毎日《まいにち》出《で》てゐ《い》る青《あお》い空《そら》が
智恵子《ちえこ》のほんとの空《そら》だといふ《う》。
あどけない空《そら》の話《はなし》である。

竹《たけ》

～月《つき》に吠《ほ》える～

萩《はぎ》原《わら》朔《さく》太郎《たろう》

明治19-昭和17年。群馬県前橋市生まれ。北原白秋が主催する雑誌「朱欒」に詩を発表しデビュー。その後、口語自由詩を確立し、「日本近代詩の父」とも称される。

◆あらすじ

大正6年に刊行された詩集『月に吠える』に収められている萩原朔太郎の

なぞりましょう

光る地面に竹が生え、
青竹が生え、
地下には竹の根が生え、
根がしだいにほそらみ、
根の先より繊毛が生え、
かすかにけぶる繊毛が生え、
かすかにふるえ。
かたき地面に竹が生え、
地上にするどく竹が生え、
まっしぐらに竹が生え、
凍れる節節りんりんと、
青空のもとに竹が生え、
竹、竹、竹が生え。

代表作のひとつ。凍てつく冬に竹が真っすぐに鋭く生えていく一方で、暗い地中で根や繊毛が共振するようにふるえる様子が、当時の萩原自身の心理状態に投影されているとの解釈もある。

◆解説

竹の逞しさや精錬さが、勢いのある言葉で描出されています。「竹」の文字がいくつも続き、なぞるうちに、竹の成長が感じられるようです。文学にはこうした「運動性」という要素が大事で、「竹が生え」などは勢いとスピード感をイメージしながらなぞりましょう。

音読しましょう

光《ひか》る地面《じめん》に竹《たけ》が生《は》え、
青竹《あおたけ》が生《は》え、
地下《ちか》には竹《たけ》の根《ね》が生《は》え、
根《ね》がしだいにほそらみ、
根《ね》の先《さき》より繊毛《せんもう》が生《は》え、
かすかにけぶる繊毛《せんもう》が生《は》え、
かすかにふるえ。
かたき地面《じめん》に竹《たけ》が生《は》え、
地上《ちじょう》にするどく竹《たけ》が生《は》え、
まっしぐらに竹《たけ》が生《は》え、
凍《こお》れる節節《ふしぶし》りんりんと、
青空《あおぞら》のもとに竹《たけ》が生《は》え、
竹《たけ》、竹《たけ》、竹《たけ》が生《は》え。

くさった蛤《はまぐり》

～月《つき》に吠《ほ》える～

萩《はぎ》原《わら》朔《さく》太《た》郎《ろう》

明治19-昭和17年。群馬県前橋市生まれ。北原白秋が主宰する雑誌「朱欒」に詩を発表しデビュー。その後、口語自由詩を確立し、「日本近代詩の父」とも称される。

◆あらすじ

「竹」と同じく『月に吠える』に収録された一作。腐った蛤という番外的ともいえる素材を扱った異色作ながら、実は全54編

なぞりましょう

蛤はまた舌べろをちらちらと赤くもえいづる、この蛤は非常に憔悴れてゐるのである。みればぐにゃぐにゃした内臓がくさりかかって居るらしい、それゆゑ哀しげな晩かたになると、青ざめた海岸に坐ってゐて、ちら、ちら、ちら、ちらとくさった息をするのですよ。

の中でこの「くさった蛤」がもっとも自信のある作品のひとつであったことを、後に本人が詩人の多田不二への手紙の中で明かしている。

◆解説

くさった蛤を「気味悪いな…」と感じることは悪いことではなく、実はむしろ大事なのです。そんな素材でも〝主人公〟たりえるのが詩の奥深さであり、萩原朔太郎の凄さでもあるわけです。誰も「美しい」と感じない目の前の蛤に、作者は生命の本質を見たのでしょうか。「舌べろ」「ちらちらと赤く」「ぐにゃぐにゃした内臓」など、想像力をフル回転できそうな言葉が盛りだくさんです。

音読しましょう

蛤《はまぐり》はまた舌《した》べろをちらちらと赤《あか》くもえ
いづる、この蛤《はまぐり》は非常《ひじょう》に憔悴《やつ》れてゐ《い》る
のである。
みればぐにゃぐにゃした内臓《ないぞう》がくさり
かかって居《い》るらしい、
それゆゑ《え》哀《かな》しげな晩《ばん》かたになると、
青《あお》ざめた海岸《かいがん》に坐《すわ》ってゐ《い》て、
ちら、ちら、ちら、ちらとくさった息《いき》
をするのですよ。

小景異情《しょうけいいじょう》

室生犀星《むろうさいせい》

明治22-昭和37年。石川県金沢市生まれ。20歳で上京。萩原朔太郎と詩誌「感情」を刊行。『愛の詩集』『抒情小曲集』などの抒情詩集のほか、小説・随筆なども数多く発表した。

◆あらすじ

大正2年5月刊行の文芸誌「朱欒」掲載が初出。後に何度か改稿し、94編からなる第2詩集『抒情小曲集』にも収録されて

なぞりましょう

ふるさとは遠きにありて思ふもの
そして悲しくうたふもの
よしや
うらぶれて異土の乞食となるとても
帰るところにあるまじや
ひとり都のゆふぐれに
ふるさとおもひ涙ぐむ
そのこころもて
遠きみやこにかへらばや
遠きみやこにかへらばや

いる。日本近代詩の父として名を馳せていた萩原朔太郎が、室生のこの作品を読んで大きな衝撃を受けたともいわれている。

◆解説

作品が発表された大正時代は、立身出世を夢見て地方から上京する人が多かった時代。当時、自身を投影して読んだ人も多かったでしょう。東京生まれの東京育ちでもけっこうですので、皆さんも半生を振り返りつつ、ご自分なりの共感を持ってなぞってみてください。ちなみに「乞食（かたい）」は現代では使われない単語ですが、作品の世界観を尊重して掲載させていただきました。

音読しましょう

ふるさとは遠《とお》きにありて思《おも》ふ《う》もの
そして悲《かな》しくうたふ《う》もの
よしや
うらぶれて異土《いど》の乞食《かたい》となるとても
帰《かえ》るところにあるまじや
ひとり都《みやこ》のゆふ《う》ぐれに
ふるさとおもひ《い》涙《なみだ》ぐむ
そのこころもて
遠《とお》きみやこにかへ《え》らばや
遠《とお》きみやこにかへ《え》らばや

サーカス ～山羊《やぎ》の歌《うた》～

中《なか》原《はら》中《ちゅう》也《や》

明治40-昭和12年。山口県生まれ。弟の死をきっかけに文学へ傾倒。詩集『山羊の歌』で注目され、多くの作品を発表するも、結核性脳膜炎により30歳で死去。

◆あらすじ

昭和9年に中原中也が生前に出した唯一の詩集である『山羊の歌』に収録。詩全体が七音と五音の組み合わせでリズムを構成

なぞりましょう

幾時代かがありまして
茶色い戦争ありました

幾時代かがありまして
冬は疾風吹きました

幾時代かがありまして
今夜此処での一と殷盛り
今夜此処での一と殷盛り

サーカス小屋は高い梁
そこに一つのブランコだ
見えるともないブランコだ

している。サーカスという非日常的な空間が、中也特有のオノマトペによって、まるで夢の中のできごとのように映像的に歌われている。

◆解説

文字数が多めですが、幻想的な世界が完成されて描かれているので、全文を抜粋しました。サーカスというのは、華やかさと怪しさが同居する不思議な空間というイメージがあります。観客が鰯というのも面白い。会場の雰囲気を自由に想像しながらなぞってみましょう。空中ブランコが揺れる「ゆあーん　ゆよーん」などは、特にその柔らかな運動性を意識しながら楽しんでみてください。

音読しましょう

幾《いく》時《じ》代《だい》かがありまして
　茶《ちゃ》色《いろ》い戦《せん》争《そう》ありました
幾《いく》時《じ》代《だい》かがありまして
　冬《ふゆ》は疾《しっ》風《ぷう》吹《ふ》きました
幾《いく》時《じ》代《だい》かがありまして
　今《こん》夜《や》此《こ》処《こ》での一《ひ》と殷《さ》盛《か》り
　　今《こん》夜《や》此《こ》処《こ》での一《ひ》と殷《さ》盛《か》り
サーカス小屋《ごや》は高《たか》い梁《はり》
　そこに一《ひと》つのブランコだ
見《み》えるともないブランコだ

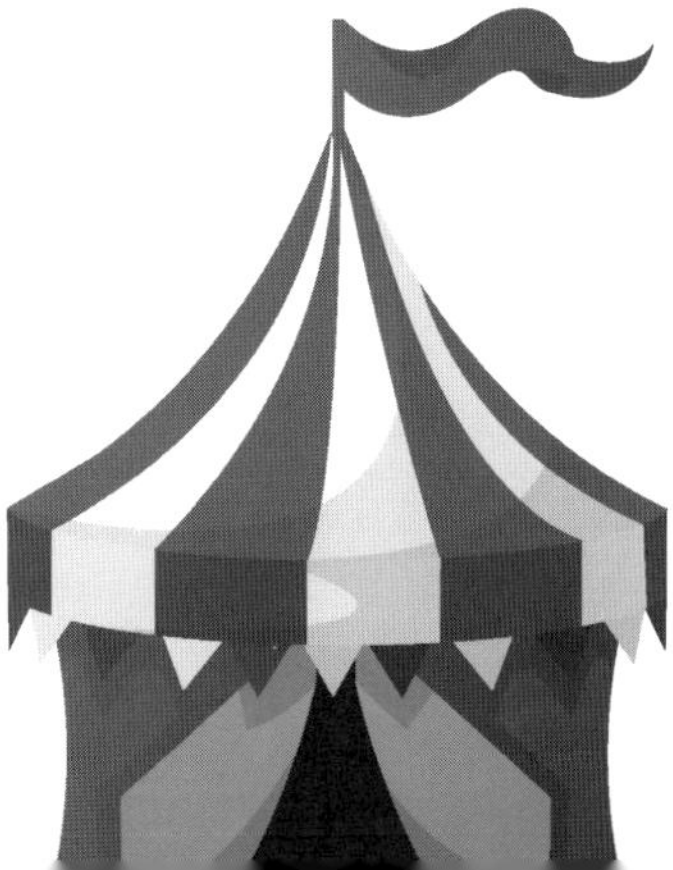

サーカス
～山羊《やぎ》の歌《うた》～

中《なか》原《はら》中《ちゅう》也《や》

なぞりましょう

頭倒さに手を垂れて
　汚れ木綿の屋蓋のもと
ゆあーん　ゆよーん　ゆやゆよん

それの近くの白い灯が
　安値いリボンと息を吐き

観客様はみな鰯
　咽喉が鳴ります牡蠣殻と
ゆあーん　ゆよーん　ゆやゆよん

　屋外は真ッ闇　闇の闇
　夜は劫々と更けまする
　落下傘奴のノスタルヂアと
　ゆあーん　ゆよーん　ゆやゆよん

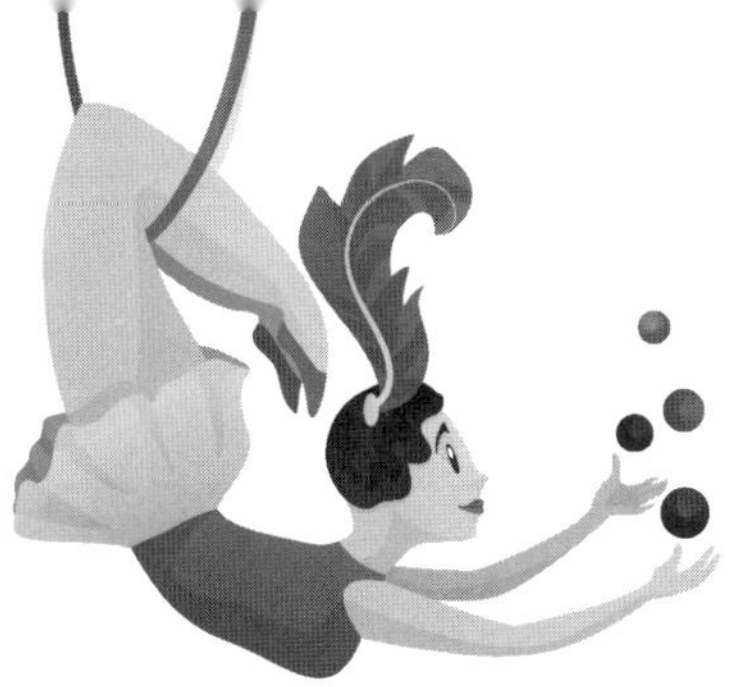

音読しましょう

頭倒《あたまさか》さに手《て》を垂《た》れて
　汚《よご》れ木綿《もめん》の屋蓋《やね》のもと
ゆあーん　ゆよーん　ゆやゆよん

それの近《ちか》くの白《しろ》い灯《ひ》が
　安《や》値《す》いリボンと息《いき》を吐《は》き

観客様《かんきゃくさま》はみな鰯《いわし》
　咽喉《のんど》が鳴《な》ります牡蠣殻《かきがら》と
ゆあーん　ゆよーん　ゆやゆよん

　屋外《やがい》は真《ま》ッ闇《くら》　闇《くら》の闇《くら》
　夜《よ》は劫々《こうこう》と更《ふ》けまする
　落下傘《らっかがさ》奴《め》のノスタルヂアと
ゆあーん　ゆよーん　ゆやゆよん

死《し》にたまふ《もう》母《はは》

~赤光《しゃっこう》~

斎藤《さいとう》茂吉《もきち》

明治15-昭和28年。山形県生まれ。精神科医・斎藤紀一の養子となる。後に医師となり、青山脳病院院長も務めた。他方、「アララギ」同人の歌人としても活躍した。

◆あらすじ

青山脳病院の院長を務めるなど、精神科医でもあった歌人・斎藤茂吉が、31歳のときに刊行した834首からなる第1詩集（後に760首に改作）が『赤光』。中でも、愛と離別を歌った「おひろ」と、最愛の母の死を追悼する「死にたまふ母」の2つの連作が特に有名。

◆解説

母の死にまつわる短歌が、連作として時系列で描かれています。故郷へ移動しながら母を一目見んと焦る気持ち、目の前で命の灯を消そうとしている母への思い、そして火葬されて旅立った母。ぜひ、皆さんも親御さんへの思いを共有しながらなぞってみてください。

なぞりましょう

みちのくの母のいのちを一目見ん
一目みんとぞただにいそげる

音読しましょう

みちのくの母《はは》のいのちを一目《ひとめ》見《み》ん
一目《ひとめ》みんとぞただにいそげる

なぞりましょう

我が母よ死にたまひゆく我が母よ
我を生まし乳足らひし母よ

音読しましょう

我《わ》が母《はは》よ死《し》にたまひ《い》ゆく我《わ》が母《はは》よ
我《わ》を生《う》まし乳《ち》足《た》らひ《い》し母《はは》よ

なぞりましょう

星のゐる夜ぞらのもとに赤赤と
ははそはの母は燃えゆきにけり

音読しましょう

星《ほし》のゐ《い》る夜《よ》ぞらのもとに赤《あか》赤《あか》と
ははそはの母《はは》は燃《も》えゆきにけり

海《うみ》の声《こえ》

若《わか》山《やま》牧《ぼく》水《すい》

明治18-昭和3年。宮崎県生まれ。医師の長男として生まれるが、18歳で号を「牧水」として文学の道へ。中央新聞社記者を務め、歌人・尾上柴舟に師事した。

◆あらすじ

病により43歳という若さで世を去った若山牧水。その生涯で約9000首もの歌（未発表分を含む）を残した自然主義文学の第一人者。旅を愛した牧水の歌碑は全国で300を超えるともいわれる。数多くの遺作の中でも第1歌集『海の声』は広く知られている。

◆解説

大海原や青い空、山や河などの自然観をまずは感じとり、そのうえで映像を思い描きながらなぞってみましょう。同じ空の色でも、「青」や「碧瑠璃」と使い分けていることにも気づくはずです。「幾山河越え」など短い表現ながら、情景が鮮明にイメージされます。

なぞりましょう

白鳥は哀しからずや空の青
海のあをにも染まずただよふ

音読しましょう

白鳥《しらとり》は哀《かな》しからずや空《そら》の青《あお》
海《うみ》のあをにも染《そ》まずただよふ《う》

なぞりましょう

幾山河越えさり行かば寂しさの
終てなむ国ぞ今日も旅ゆく

音読しましょう

幾《いく》山《やま》河《かわ》越《こ》えさり行《ゆ》かば寂《さび》しさの
終《は》てなむ《ん》国《くに》ぞ今日《きょう》も旅《たび》ゆく

なぞりましょう

海の声山の声みな碧瑠璃の
天に沈みて秋照る日なり

音読しましょう

海《うみ》の声《こえ》山《やま》の声《こえ》みな碧《へき》瑠《る》璃《り》の
天《そら》に沈《し》みて秋《あき》照《て》る日《ひ》なり

病牀《びょうしょう》六尺《ろくしゃく》

正岡子規《まさおかしき》

慶応3-明治35年。愛媛県松山市生まれ。東大予備門では夏目漱石や南方熊楠らと同期。近代俳句・短歌の創始者として知られる。結核を患い、壮絶な闘病の後、34歳で死去。

◆ あらすじ

結核性の脊椎カリエスにおかされ世を去った正岡子規の最晩年の随筆集。六尺四方の狭い病床からほとんど動けない生活が

なぞりましょう

この苦しみを受けまいと思ふて、色々に工夫して、あるいは動かぬ体を無理に動かして見る。いよいよ煩悶する。頭がムシャムシャとなる。もはやたまらんので、こらへにこらへた袋の緒は切れて、遂に破裂する。もうかうなると駄目である。絶叫。号泣。ますます絶叫する、ますます号泣する。その苦その痛何とも形容することは出来ない。

何年も続いた子規は、明治35年5月5日から、死の2日前の9月17日まで127作を執筆。それらは当時の新聞「日本」に連載された。

◆解説

病におかされた正岡子規の激痛と煩悶が、読む人に叩きつけられてくるような作品です。実際、「絶叫」「号泣」となぞるうちに、自分の体まで痛くなってくるような錯覚に襲われます。「頭がムシャムシャ」というのも凄まじい表現です。これをすべて子規は実際に体感したのです。そのことを意識し、苦しみを外に出してあげるような気持ちで字をなぞってみるのもいいでしょう。

音読しましょう

この苦《くる》しみを受《う》けまいと思《おも》ふて、色《いろ》々《いろ》に工夫《くふう》して、あるいは動《うご》かぬ体《からだ》を無《む》理《り》に動《うご》かして見《み》る。いよいよ煩悶《はんもん》する。頭《あたま》がムシャムシャとなる。もはやたまらんので、こらへ《え》にこらへ《え》た袋《ふくろ》の緒《お》は切《き》れて、遂《つい》に破裂《はれつ》する。もうかうなると駄目《だめ》である。絶叫《ぜっきょう》。号泣《ごうきゅう》。ますます絶叫《ぜっきょう》する、ますます号泣《ごうきゅう》する。その苦《くるしみ》その痛《いたみ》何《なん》とも形容《けいよう》することは出来《でき》ない。

ツェねずみ

宮沢《みやざわ》賢治《けんじ》

明治29-昭和8年。岩手県花巻生まれ。石川啄木の影響で短歌を書きはじめ、童話作家として『銀河鉄道の夜』『風の又三郎』など数多くの作品を残した。生前はほぼ無名だった。

◆あらすじ

屋根裏に住むツェという名前のねずみが主人公。被害妄想が少々強すぎて、仲間たちの親切なアドバイスを素直に受け入

なぞりましょう

「まどうて下さい。まどうて下さい。」「えい。それ。持って行け。てめいの持てるだけ持ってうせちまへ。てめいみたいな、ぐにゃぐにゃした、男らしくもねいやつは、つらも見たくねい。早く持てるだけ持って、どっかへうせろ。」いたちはプリプリして、金米糖を投げ出しました。ツェねずみはそれを持てるだけ沢山ひろって、おじぎをしました。

れることができない。逆に恩を仇で返すような無礼な発言を続けるうちに、自業自得で、自身の立場はどんどん悪い方向へ向かってしまう。

◆解説

主人公は「ツェ」という名前のひねくれたねずみです。そこへバケツやちり取りなどの無機質な道具類たちが擬人化されて登場し、ねずみとテンポよく絡みます。ここではねずみといたちの会話部分を抜粋しました。ねずみの言葉はねずみの気持ちに、いたちの言葉はいたちの気持ちになってみましょう。勢いのある会話ですので、なぞるのも楽しいと思います。

音読しましょう

「まどうて下《くだ》さい。まどうて下《くだ》さい。」「えい。それ。持《も》って行《い》け。てめいの持《も》てるだけ持《も》ってうせちまへ《え》。てめいみたいな、ぐにゃぐにゃした、男《おとこ》らしくもねいやつは、つらも見《み》たくねい。早《はや》く持《も》てるだけ持《も》って、どっかへうせろ。」いたちはプリプリして、金米糖《こんぺいとう》を投《な》げ出《だ》しました。ツェねずみはそれを持《も》てるだけ沢山《たくさん》ひろって、おじぎをしました。

オツベルと象《ぞう》

宮沢賢治《みやざわけんじ》

明治29-昭和8年。岩手県花巻生まれ。石川啄木の影響で短歌を書きはじめ、童話作家として『銀河鉄道の夜』『風の又三郎』など数多くの作品を残した。生前はほぼ無名だった。

◆あらすじ

ある日、主人公の白い象は強欲な地主の屋敷に迷い込む。地主の奴隷となって過酷な労働を強いられるうちに、白象は徐々

なぞりましょう

間もなく地面はぐらぐらとゆられ、そこらはばしゃばしゃくらくなり、象はやしきをとりまいた。グララアガア、グララアガア、その恐ろしいさわぎの中から、

「今助けるから安心しろよ。」やさしい声もきこえてくる。

「ありがたう。よく来てくれて、ほんとに僕はうれしいよ。」象小屋からも声がする。

に衰弱。最後の力を振り絞り、仲間へ救いの手紙を書く。手紙を受け取った象の仲間たちは、怒りの雄叫びをあげて屋敷へ救出に向かう。

◆解説

賢治の作品の魅力は、ひとつはオノマトペ（擬声語）の独創性にあります。象の鳴き声といえば、わたしたちはきっと「パオーン」と書くでしょうが、賢治は「グララアガア」と表現し、猛り狂う巨象の映像をみごとに描出しました。文体も小気味いいので、楽しくなぞることができると思います。「ばしゃばしゃくらくなり」なんていう表現も個性的。まさに賢治ならではです。

音読しましょう

間《ま》もなく地面《じめん》はぐらぐらとゆられ、そこらはばしゃばしゃくらくなり、象《ぞう》はやしきをとりまいた。グララアガア、グララアガア、その恐《おそ》ろしいさわぎの中《なか》から、「今《いま》助《たす》けるから安心《あんしん》しろよ。」やさしい声《こえ》もきこえてくる。「ありがとう。よく来《き》てくれて、ほんとに僕《ぼく》はうれしいよ。」象小屋《ぞうごや》からも声《こえ》がする。

風《かぜ》の又三郎《またさぶろう》

宮沢賢治《みやざわけんじ》

明治29-昭和8年。岩手県花巻生まれ。石川啄木の影響で短歌を書きはじめ、童話作家として『銀河鉄道の夜』『風の又三郎』など数多くの作品を残した。生前はほぼ無名だった。

◆あらすじ

強い風が吹くある日のこと、谷川の岸に建つ小さな学校に一人の転校生がやって来る。名前は三郎。無口で不思議な雰囲

なぞりましょう

「どっどど　どどうど　どどうど　どどう

青いくるみも吹きとばせ

すっぱいくゎりんも吹きとばせ

どっどど　どどうど　どどうど　どどう

どっどど　どどうど　どどうど　どどう」

先頃又三郎から聞いたばかりのあの歌を

一郎は夢の中で又きいたのです。

気が漂う赤毛の三郎が、何か行動を起こすたびに風がどぉっと吹くことから、子どもたちは「外国人だ」「風の又三郎だ」とざわつきはじめる。

◆解説

「どっどど　どどうど」という迫力ある擬音の繰り返しで幕を開ける『風の又三郎』。ここでも賢治のオノマトペのセンスが光ります。本作を読んだことがある方は多いと思いますが、「どっどど」を文字に書いてみたという人はあまりいないのではないでしょうか。なぞるうちに、新鮮な感覚に包まれ、又三郎を取り巻く不思議な空間が、今まで以上にリアルに想像できるかもしれません。

音読しましょう

「どっどど　どどうど　どどうど　どどう
青《あお》いくるみも吹《ふ》きとばせ
すっぱいくゎ《か》りんも吹《ふ》きとばせ
どっどど　どどうど　どどうど　どどう
どっどど　どどうど　どどうど　どどう」
先《せん》頃《ころ》又《また》三郎《さぶろう》から聞《き》いたばかりのあの歌《うた》を
一《いち》郎《ろう》は夢《ゆめ》の中《なか》で又《また》きいたのです。

やまなし

宮沢《みやざわ》賢治《けんじ》

明治29-昭和8年。岩手県花巻生まれ。石川啄木の影響で短歌を書きはじめ、童話作家として『銀河鉄道の夜』『風の又三郎』など数多くの作品を残した。生前はほぼ無名だった。

◆あらすじ

晩春と初冬の2部で構成されている。幼い2匹の蟹の兄弟の目をとおした川の底の不思議な世界が、「かぷかぷ」など賢

なぞりましょう

『クラムボンはわらってゐたよ。』

『クラムボンはかぷかぷわらったよ。』

『それならなぜクラムボンはわらったの。』

『知らない。』

つぶつぶ泡が流れて行きます。蟹の子供らもぽつぽつぽつとつゞけて五六粒泡を吐きました。

治特有のオノマトペをふんだんに使って表現されている。クラムボンやイサドといった創作語が登場することでも有名。

◆解説

青じろい水の底のできごとが、賢治の世界観で幻想的に描かれています。蟹の子どもたちが話題にあげている「クラムボン」が何者なのかは最後まで解き明かされません。わかるのはクラムボンが「かぷかぷ」と笑うこと。なぞっていると、夢の中に迷い込んだ不思議な心持ちになるでしょう。論理や理屈ではなく、感覚世界を蟹の子どもになりきって楽しんでみてください。

音読しましょう

『クラムボンはわらってゐ《い》たよ。』
『クラムボンはかぷ〱《かぷ》わらったよ。』
『それならなぜクラムボンはわらったの。』
『知《し》らない。』
つぶ〱《つぶ》泡《あわ》が流《なが》れて行《い》きます。蟹《かに》の子供《こども》らもぽつ《ぽつ》〱《ぽつ》とつゞ《づ》けて五六《ごろく》粒《つぶ》泡《あわ》を吐《は》きました。

グスコーブドリの伝記《でんき》

宮沢賢治《みやざわけんじ》

明治29-昭和8年。岩手県花巻生まれ。石川啄木の影響で短歌を書きはじめ、童話作家として『銀河鉄道の夜』『風の又三郎』など数多くの作品を残した。生前はほぼ無名だった。

◆あらすじ

グスコーブドリは木こりの子として生まれるが、両親を失うなど苦労を重ねる。ブドリは、ペンネン老技師のもとで「火山

なぞりましょう

「それはいい。けれども僕がやらう。僕は今年もう六十三なのだ。ここで死ぬなら全く本望といふものだ。」

「先生、けれどもこの仕事はまだあんまり不確かです。一ぺんうまく爆発してもまもなく瓦斯が雨にとられてしまふかもしれませんし、また何もかも思った通りいかないかもしれません。先生が今度お出でになってしまっては、あと何とも工夫がつかなくなると存じます。」

老技師はだまって首を垂れてしまひました。

局」の技師に就任。深刻な冷害で地域は滅亡の危機を迎える。だれかが身を捨てこの危機を回避しなければならなくなる。

◆解説

賢治は岩手県で教員を辞した後、自らの肉体を酷使するかのように農作業に没頭。講義用に執筆した『農民芸術概論綱要』の中で、「世界がぜんたい幸福にならないうちは個人の幸福はあり得ない」と記しました。その高邁な精神が反映された物語です。架空の理想郷「イーハトーヴ」は、故郷の岩手県をモチーフに描いたともいいます。賢治の思いが詰まった作品といっていいでしょう。

音読しましょう

「それはいい。けれども僕《ぼく》がやらう。僕《ぼく》は今《こ》年《とし》もう六十三《ろくじゅうさん》なのだ。ここで死《し》ぬなら全《まった》く本《ほん》望《もう》といふ《う》ものだ。」

「先生《せんせい》、けれどもこの仕事《しごと》はまだあんまり不《ふ》確《たし》かです。一《いっ》ぺんうまく爆発《ばくはつ》しても間《ま》もなく瓦斯《がす》が雨《あめ》にとられてしまふ《う》かもしれませんし、また何《なに》もかも思《おも》った通《とお》りいかないかもしれません。先生《せんせい》が今度《こんど》お出《い》でになってしまっては、あと何《なん》とも工夫《くふう》がつかなくなると存《ぞん》じます。」

老技師《ろうぎし》はだまって首《くび》を垂《た》れてしまひ《い》ました。

ごんぎつね

新美《にいみ》南吉《なんきち》

大正2-昭和18年。愛知県生まれ。尋常小学校の代用教員を務めるかたわら、鈴木三重吉が主宰する「赤い鳥」に童話を発表。結核のため、29歳の若さで死去。

◆あらすじ

ごんという名の一匹の狐が主人公。いたずら好きなごんは、兵十が病気の母のために捕まえたウナギと魚をわざと逃してし

なぞりましょう

「おや」と兵十は、びっくりしてごんに目を落しました。

「ごん、お前だったのか。いつも栗をくれたのは」

ごんは、ぐったりと目をつぶったまま、うなずきました。

兵十は、火縄銃をばたりと、とり落しました。青い煙が、まだ筒口から細く出ていました。

まう。母はその後、この世を去る。後でその事情を知ったごんは激しく後悔し、お詫びに魚や栗をとって兵十の家の裏口からこっそり届ける。

◆解説

ボタンのかけ違いで生まれてしまった悲劇の物語。中でも一番悲しい最後のシーンを抜粋しました。字をなぞっていると、その情景が浮かんで涙が浮かんできそうにもなりますが、実は悲しい感情というのは心を浄化して優しい気持ちにもしてくれるのです。火薬の匂いや兵十の表情、ごんの様子などをできるだけ想像しながら、心を洗うような心持ちで綴ってみるといいでしょう。

音読しましょう

「おや」と兵十《ひょうじゅう》は、びっくりしてごんに目《め》を落《お》としました。

「ごん、お前《まい》だったのか。いつも栗《くり》をくれたのは」

ごんは、ぐったりと目《め》をつぶったまま、うなずきました。

兵十《ひょうじゅう》は、火《ひ》縄《なわ》銃《じゅう》をばたりと、とり落《お》としました。青《あお》い煙《けむり》が、まだ筒《つつ》口《ぐち》から細《ほそ》く出《で》ていました。

手袋《てぶくろ》を買《か》いに

新《にい》美《み》南《なん》吉《きち》

大正2-昭和18年。愛知県生まれ。尋常小学校の代用教員を務めるかたわら、鈴木三重吉が主宰する「赤い鳥」に童話を発表。結核のため、29歳の若さで死去。

◆あらすじ

子狐に手袋を買ってあげようと考えた母狐。子狐の片方の手を人間の手に変えると、店で狐とばれないように、人間の手だ

なぞりましょう

「坊、間違えてほんとうのお手々出しちゃったの。でも帽子屋さん、摑まえやしなかったもの。ちゃんとこんないい暖い手袋くれたもの」と言って手袋のはまった両手をパンパンやって見せました。お母さん狐は、「まあ！」とあきれましたが、「ほんとうに人間はいいものかしら。ほんとうに人間はいいものかしら」とつぶやきました。

けを戸の隙間に差し込んで手袋を買うよう教える。ところが、戸の隙間から漏れた光の明かりに驚いた子狐は、誤って狐の手を出してしまう。

◆解説

日本を代表する児童文学作家、新美南吉の作品は、弱者からの視点が基本です。狐の親子が主人公のこの作品も、狐から見た人間は「怖い生き物」というのが基本設定。そのことを子に教えるお母さん狐と、逆に街が気になって仕方ない好奇心旺盛な子狐。2匹の会話部分を選びましたので、それぞれの気持ちになってなぞってください。きっと優しい心持ちになれるでしょう。

音読しましょう

「坊《ぼう》、間違《まちが》えてほんとうのお手々《てて》出《だ》しちゃったの。でも帽子屋《ぼうしや》さん、掴《つか》まえやしなかったもの。ちゃんとこんないい暖《あたたか》い手袋《てぶくろ》くれたもの」と言《い》って手袋《てぶくろ》のはまった両手《りょうて》をパンパンやって見《み》せました。お母《かあ》さん狐《ぎつね》は、「まあ！」とあきれましたが、「ほんとうに人間《にんげん》はいいものかしら。ほんとうに人間《にんげん》はいいものかしら」とつぶやきました。

耳《みみ》なし芳《ほう》一《いち》

小《こ》泉《いずみ》八《や》雲《くも》

嘉永3-明治37年。旧英国領レフカダ島生まれ。出生名はパトリック・ラフカディオ・ハーン。明治23年、来日し英語教師として働き、紀行文や翻訳など著作を残した。引用は戸川明三訳。

◆あらすじ

琵琶法師の芳一は平家物語を弾き語る達人。クライマックスの壇ノ浦の戦の場面では「鬼神すらも涙をとどめ得なかった」

なぞりましょう

芳一は声を張り上げ、烈しい海戦の歌をうたった――琵琶を以て、あるいは櫓を引き、船を進める音を出さしたり、はッしと飛ぶ矢の音、人々の叫ぶ声、足踏みの音、兜にあたる刃の響き、海に陥る打たれたもの音等を、驚くばかりに出さしたりして。その演奏の途切れ途切れに、芳一は自分の左右に、賞讃の囁く声を聞いた、――「何という巧い琵琶師だろう!」

と称賛されるほどだ。そんなある日の夜、突然現れた一人の武士に頼まれた芳一は、屋敷らしき場所へ連れていかれて多くの人の前で琵琶を弾く。

◆解説

主人公の芳一は、琵琶法師として平家物語を弾き語ることで、霊たちの魂を鎮める修行をしています。その音楽性が物語の一つのテーマ。場面は夜の墓場です。そこに轟く芳一の声、琵琶の音、矢の音、叫ぶ声、足踏みの音、刃の金属音……。様々な音の響きが激しく重なり合っている様子や、盲目の芳一の心情などを頭に思い描きながら、文字をなぞってみてください。

音読しましょう

芳《ほう》一《いち》は声《こえ》を張《は》り上《あ》げ、烈《はげ》しい海戦《かいせん》の歌《うた》をうたった——琵《び》琶《わ》を以《もっ》て、あるいは橈《かじ》を引《ひ》き、船《ふね》を進《すす》める音《おと》を出《だ》さしたり、はッしと飛《と》ぶ矢《や》の音《おと》、人《ひと》々《びと》の叫《さけ》ぶ声《こえ》、足《あし》踏《ぶ》みの音《おと》、兜《かぶと》にあたる刃《やいば》の響《ひび》き、海《うみ》に陥《おち》る打《う》たれたものの音《おと》等《など》を、驚《おどろ》くばかりに出《だ》さしたりして。その演《えん》奏《そう》の途《と》切《ぎ》れ途《と》切《ぎ》れに、芳《ほう》一《いち》は自《じ》分《ぶん》の左《さ》右《ゆう》に、賞《しょう》讃《さん》の囁《ささや》く声《こえ》を聞《き》いた、——「何《なん》という巧《うま》い琵《び》琶《わ》師《し》だろう！」

雪女《ゆきおんな》

小泉八雲《こいずみやくも》

嘉永3-明治37年。旧英国領レフカダ島生まれ。出生名はパトリック・ラフカディオ・ハーン。明治23年、来日し英語教師として働き、紀行文や翻訳など著作を残した。引用は田部隆次訳。

◆あらすじ

老いた木こりの茂作と奉公人である18歳の巳之吉の2人は、大吹雪の日に山から帰れなくなり、運よく見つけた小屋へ避難

なぞりましょう

『眠っている時にでも起きている時にでも、お前のように綺麗な人を見たのはその時だけだ。もちろんそれは人間じゃなかった。そしてわしはその女が恐ろしかった、――大変恐ろしかった、――がその女は大変白かった。……実際わしが見たのは夢であったかそれとも雪女であったか、分らないでいる』

する。そこへ髪の長い白装束の女が現れ、茂作は息を吹きかけられて凍死してしまう。恐怖に怯える巳之吉に、なぜか女は優しく語りかける。

◆解説

明治時代に訪日したラフカディオ・ハーン（小泉八雲）が、日本の雪女伝説を発掘してまとめたのが本作。今の日本人が思い描く雪女の形は八雲が作ったのです。決して口外してはいけないと約束した雪女の目撃談。話せば命を奪われると伝えられたはずなのに、巳之吉はつい気を許して漏らしてしまいます。この会話の後に起こるクライマックスも想像しながらなぞってみましょう。

音読しましょう

『眠《ねむ》っている時《とき》にでも起《お》きている時《とき》にでも、お前《まえ》のように綺《き》麗《れい》な人《ひと》を見《み》たのはその時《とき》だけだ。もちろんそれは人《にん》間《げん》じゃなかった。そしてわしはその女《おんな》が恐《おそ》ろしかった、──大《たい》変《へん》恐《おそ》ろしかった、──がその女《おんな》は大《たい》変《へん》白《しろ》かった。……実《じっ》際《さい》わしが見《み》たのは夢《ゆめ》であったかそれとも雪《ゆき》女《おんな》であったか、分《わか》らないでいる』

◉ 参考文献

夏目漱石『夏目漱石全集1、3、10』ちくま文庫、森鷗外『山椒大夫・高瀬舟 他四編』岩波文庫、芥川龍之介『蜘蛛の糸・杜子春・トロッコ 他十七篇』『侏儒の言葉 文芸的な、余りに文芸的な』共に岩波文庫、有島武郎『小さき者へ・生れ出ずる悩み』岩波文庫、太宰治『太宰治全集2、8』ちくま文庫、堀辰雄『風立ちぬ・美しい村』新潮文庫、伊藤左千夫『野菊の墓』新潮文庫、島崎藤村『破戒』岩波文庫、国木田独歩『武蔵野』新潮文庫、織田作之助『夫婦善哉 正続 他十二篇』岩波文庫、坂口安吾『堕落論』『白痴』共に新潮文庫、永井荷風『濹東綺譚』岩波文庫、泉鏡花『歌行燈』岩波文庫、中島敦『山月記・李陵 他九篇』岩波文庫、梶井基次郎『檸檬』新潮文庫、幸田露伴 / 齋藤孝著『齋藤孝の音読破4 五重塔』小学館、田山花袋『蒲団・一兵卒』岩波文庫、折口信夫『折口信夫全集 第廿四巻』中公文庫、谷崎潤一郎『春琴抄』『陰翳礼讃』共に中公文庫、樋口一葉『にごりえ・たけくらべ』岩波文庫、与謝野晶子『みだれ髪』新潮文庫、石川啄木『新編 啄木歌集』岩波文庫、高村光太郎『高村光太郎詩集』岩波文庫、萩原朔太郎『萩原朔太郎詩集』新潮文庫、室生犀星『室生犀星詩集』新潮文庫、中原中也『中原中也詩集』新潮文庫、斎藤茂吉『赤光』新潮文庫、山口茂吉ほか編『斎藤茂吉歌集』岩波文庫、若山牧水『若山牧水全集第一巻』増進会出版社、正岡子規『病牀六尺』岩波文庫、宮沢賢治『宮沢賢治全集5、7、8』ちくま文庫、千葉俊二編『新美南吉童話集』岩波文庫、小泉八雲『小泉八雲全集第七巻』第一書房

装幀
坂本達也（株式会社元山）

本文デザイン
近藤みどり

本文DTP
inkarocks

取材・執筆協力
浮島さとし

編集長
田村真義

編集協力
大野 真

帯写真提供
AFLO

◉監修者紹介

齋藤 孝（さいとうたかし）

1960年静岡県生まれ。東京大学法学部卒業後、同大大学院教育学研究科博士課程等を経て、明治大学文学部教授。専門は教育学、身体論、コミュニケーション論。ベストセラー著者、文化人として多くのメディアに登場。『声に出して読みたい日本語』（草思社）はシリーズ累計260万部、『雑談力が上がる話し方』（ダイヤモンド社）は50万部、『語彙力こそが教養である』（KADOKAWA）は18万部、『大人の語彙力ノート』（SBクリエイティブ）は30万部を突破するベストセラーに。著書発行部数は1000万部を超える。NHK Eテレ『にほんごであそぼ』総合指導。

えんぴつで脳を鍛える なぞりがき 懐かしの名作文学

2019年9月28日　第1刷発行
2022年9月23日　第3刷発行

監　修　　齋藤 孝

発行人　　蓮見清一

発行所　　株式会社宝島社
〒102-8388
東京都千代田区一番町25番地
電話　営業03-3234-4621
　　　編集03-3239-0926
https://tkj.jp

印刷・製本　　株式会社リーブルテック

Printed in Japan
ISBN978-4-8002-9759-4